ニュートン式
超図解
最強に面白い!!

筋肉

はじめに

私たちの体は，体重の約40％が筋肉でできています。筋肉は，体を動かすためだけではなく，健康を維持するためにも，とても大切です。

筋肉をきたえると，筋肉の量がふえます。筋肉質な体は，引きしまってみえるとともに，病気にもかかりにくくなります。筋肉が多い人ほど，呼吸器疾患や心疾患での死亡率が低いという統計もあります。筋肉トレーニングはキツイというイメージがあるかもしれません。しかし，筋肉の性質を利用すれば，軽い負荷でも安全に，筋肉をきたえることができます。

本書は，筋肉のしくみから，自宅でできる筋肉トレーニング，ストレッチングの方法，そしてアスリートの筋肉まで，健康と美容に役立つ筋肉の科学知識をゼロから学べる1冊です。“最強に”面白い話題をたくさんそろえましたので，どなたでも楽しく読み進めることができます。どうぞお楽しみください！

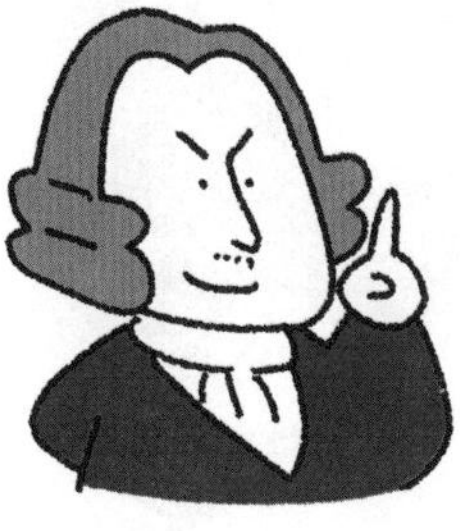

ニュートン式
超図解 最強に面白い!!

筋肉

1. 筋肉とは，何だろうか

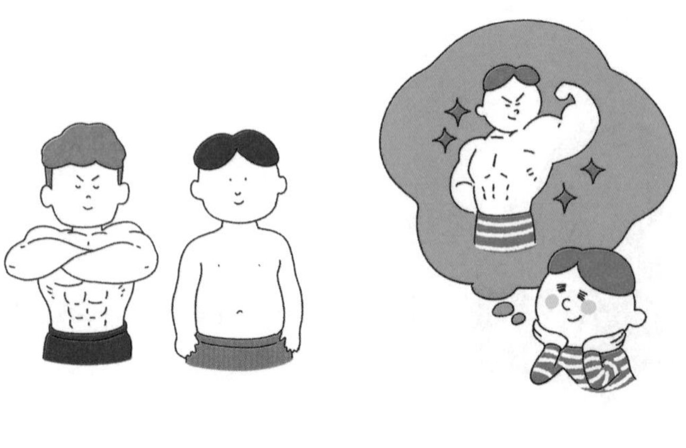

2. 筋肉は，今すぐきたえられる

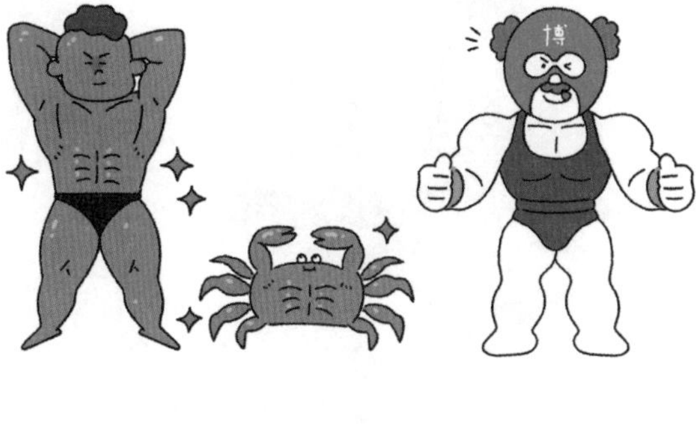

3. 筋肉のお手入れ方法

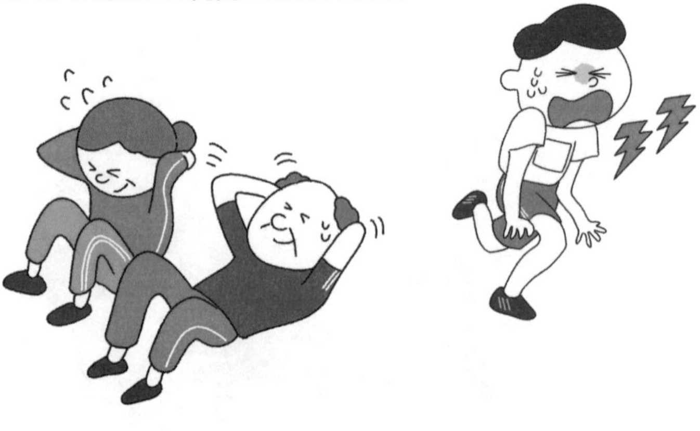

4. アスリートの筋肉

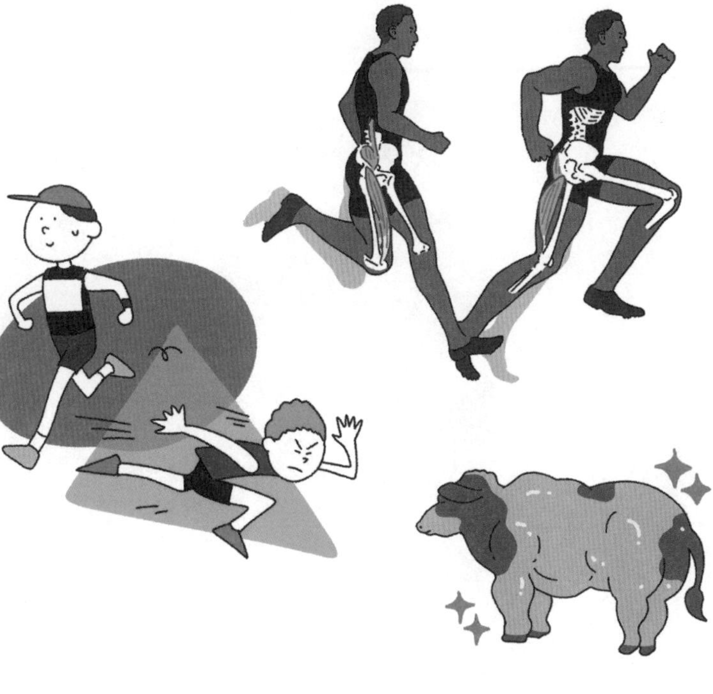

1. 筋肉とは，何だろうか

筋肉は，収縮することで，体に動きをあたえる器官です。私たちの体には，どんな筋肉があって，それぞれどんなはたらきをしているのでしょうか。第1章では，筋肉とは何かについて，みていきましょう。

1 筋肉とは人生！人体は，筋肉でできている

手足を動かしたり体を支えたりする

私たちが体を動かすことができるのは，筋肉があるためです。

筋肉には，「骨格筋」「心筋」「平滑筋」の３種類があります。骨格筋は，主に骨についている筋肉です。一方，心筋は心臓を拍動させる筋肉で，平滑筋は血管や内臓をおおう筋肉です。

私たちが，手足を動かしたり体を支えたりするときに使うのは，骨格筋です。**成人男性の場合，骨格筋は体重の約40％を占めています。**この本では，とくにことわりのないかぎり，骨格筋のことを筋肉とよぶことにします。

筋肉は，健康を維持するうえでも重要

人体に大量にある筋肉は，単に体を動かすことを可能にしているだけではなく，全身の健康維持にかかわるような役割をもっていることが，近年明らかになってきました。**つまり，筋肉をきたえることは，スポーツのパフォーマンスの向上やすばらしいプロポーションの獲得だけでなく，健康を維持するうえでも重要です。**人の一生は，筋肉がつくるといっても，過言ではないのです。

筋肉は健康維持にも重要

きたえられた筋肉のイメージをえがきました。筋肉をきたえることは，健康を維持するうえでも重要です。

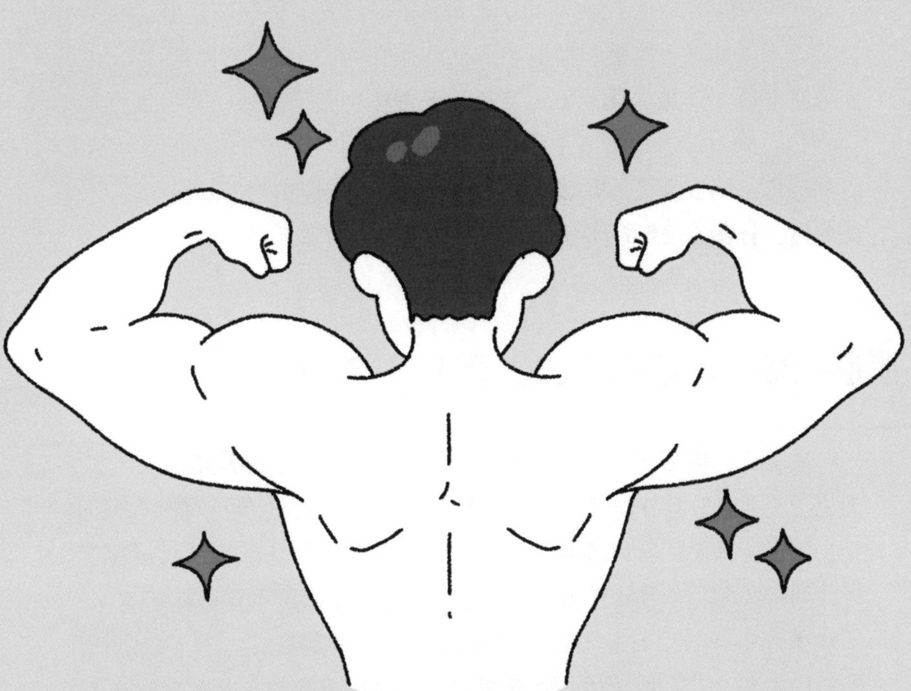

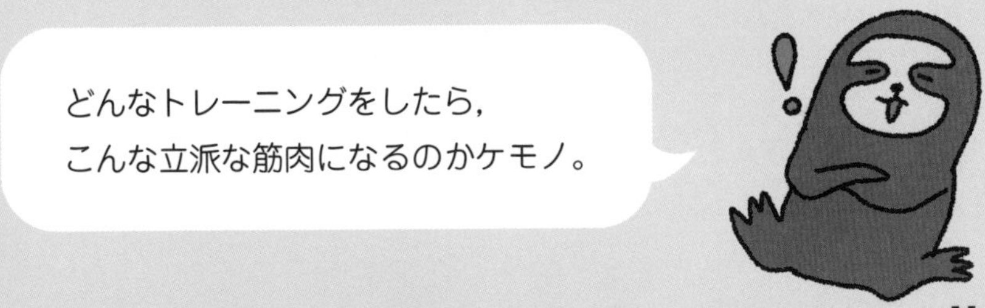

2 たとえ体重が軽くても，筋肉が少なければダメ

体重の値だけに注目するのは，賢明ではない

ここで，筋肉と体重の関係について，簡単に触れておきましょう。

私たちは，体重の値を気にすることが多いのではないでしょうか。しかし，体重の値だけに注目するのは，賢明なことではありません。**なぜなら，同じ身長，同じ体重であっても，筋肉の割合が多い場合もあれば，体脂肪の割合が多い場合もあるからです。**

脂肪組織は，筋肉のおよそ1.2倍の体積

一般的に，同じ体積で比較した場合，筋肉は脂肪組織にくらべて，およそ1.2倍の重さがあるといいます。**逆にいえば，同じ重さで比較した場合，脂肪組織は筋肉のおよそ1.2倍の体積になるということです。筋肉の割合が多い体の方が，引きしまった印象となります。**

体重が標準的であっても，体脂肪率が高い状態は，「かくれ肥満」ともいわれます。肥満は，さまざまな病気のリスクをともないます。とくに内臓のまわりに脂肪が多くたまっている場合は，糖尿病や高血圧になりやすいことがわかっています。

筋肉が多い人，脂肪が多い人

同じ体重で，筋肉が多い人と，脂肪が多い人のイメージをえがきました。筋肉が多い人の方が，引きしまってみえます。

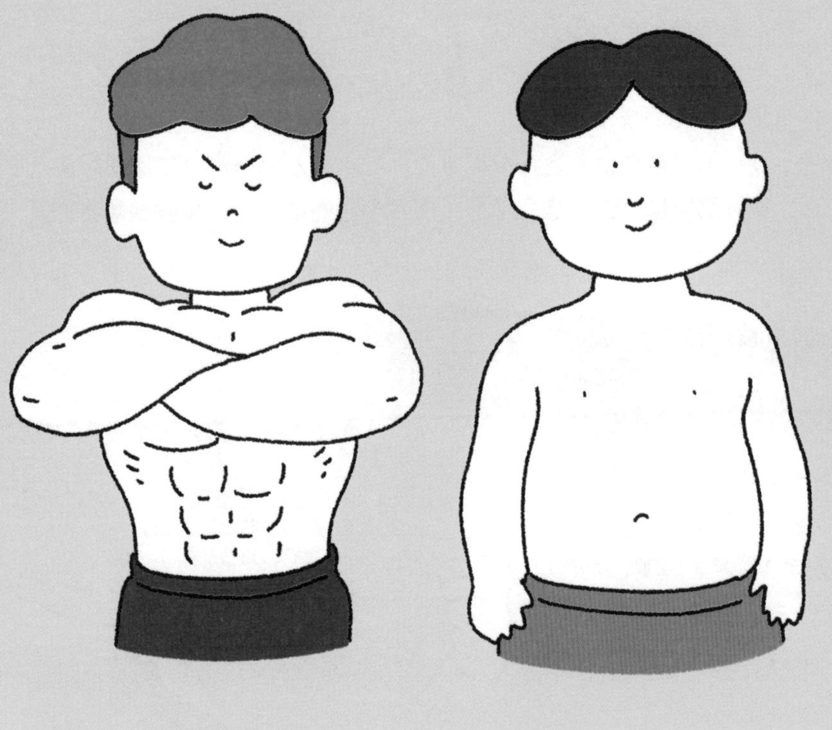

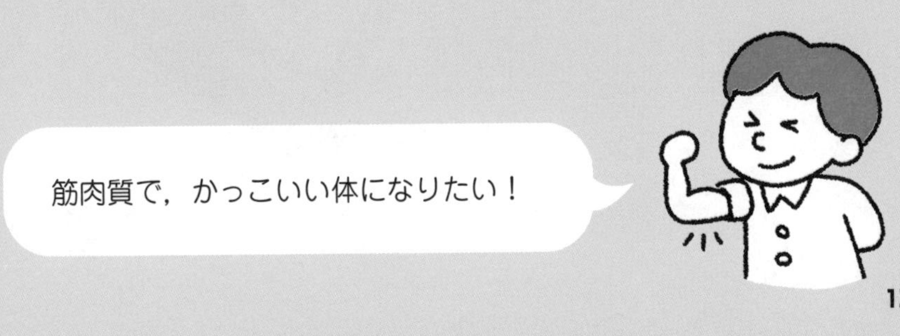

3 筋肉は，ちぢむのが使命。自らのびたりしない！

筋肉は，どんな動きでもできるわけではない

私たちの体の筋肉の多くは，二つの骨にまたがってくっついています。そして，骨格を上下左右に動かしたり，回転させたりすることで，体を動かしています。

しかし筋肉自体は，どんな動きでもできるというわけではありません。**実は筋肉は，自分自身では，ちぢむ方向にしか力を発揮すること**

腕の筋肉

左ページのイラストは，ひじを曲げのばしする際の筋肉の動きを説明したものです。右ページのイラストは，上腕の断面をえがいたイラストです。

A. ひじを曲げのばしする際の筋肉の動き

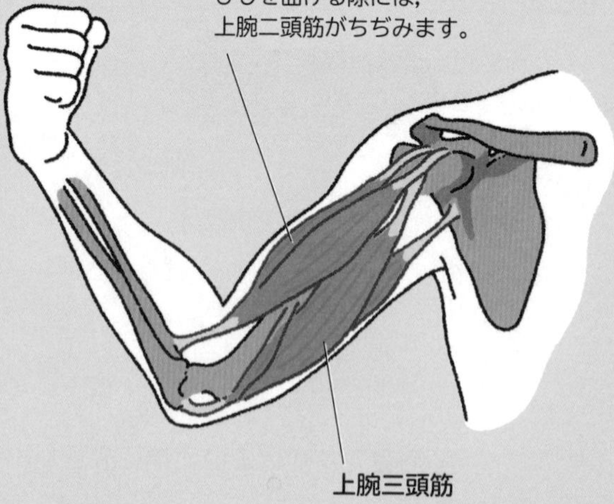

ができないのです。

近くの筋肉は，反対の動きをする

たとえば，ひじを曲げのばしする場合を考えてみましょう。ひじを曲げるときの原動力は，腕にある「上腕二頭筋」がちぢむことでうみだされます（左ページ下のイラスト）。それにともない，「上腕三頭筋」はのばされます。逆にひじをのばす場合には，上腕三頭筋がちぢみ，上腕二頭筋はのばされます。**このように，骨格を動かすときには，メインの原動力となる筋肉がちぢむのにともなって，近くの筋肉がその反対の動きをすることが多いのです。**また，一つの動きをする際に，複数の筋肉が協調する場合も多くあります。

B. 上腕の断面

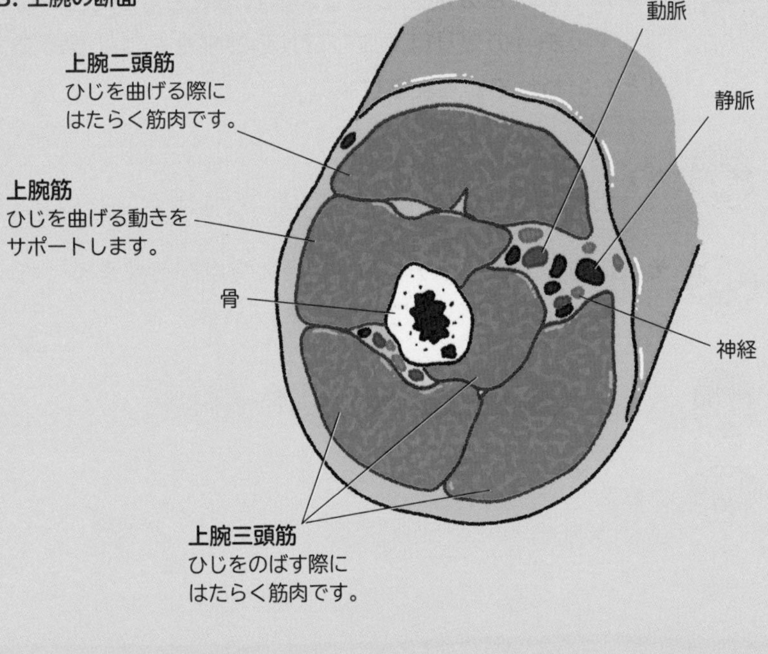

博士！
教えて!!

マッチョって何？

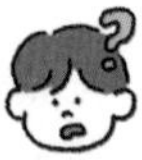
博士，マッチョって何ですか？

マッチョは，筋骨たくましいようすや，筋肉美をほこる男のことじゃ。スペイン語で「男らしい」という意味をもつ，「macho」という単語が語源といわれておる。

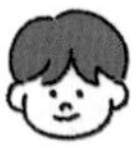
へぇ～。じゃぁ，ゴリマッチョと細マッチョって何ですか。

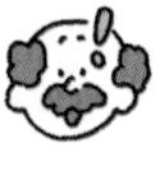
ふぉっ？　いったい誰に聞いたんじゃ。ゴリマッチョは，みるからに大きな筋肉をもつ人のことをさすようじゃ。ゴリマッチョのゴリは，ゴリゴリのゴリともゴリラのゴリともいわれているようじゃの。

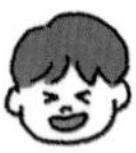
へぇ～。

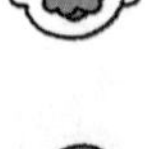
それに対して細マッチョは，ぱっと見は細く見えるけれど，実は筋肉質な人のことをさすようじゃ。

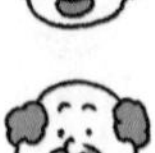
へぇ～。じゃあ僕，ゴリマッチョになろっと。

うむ。

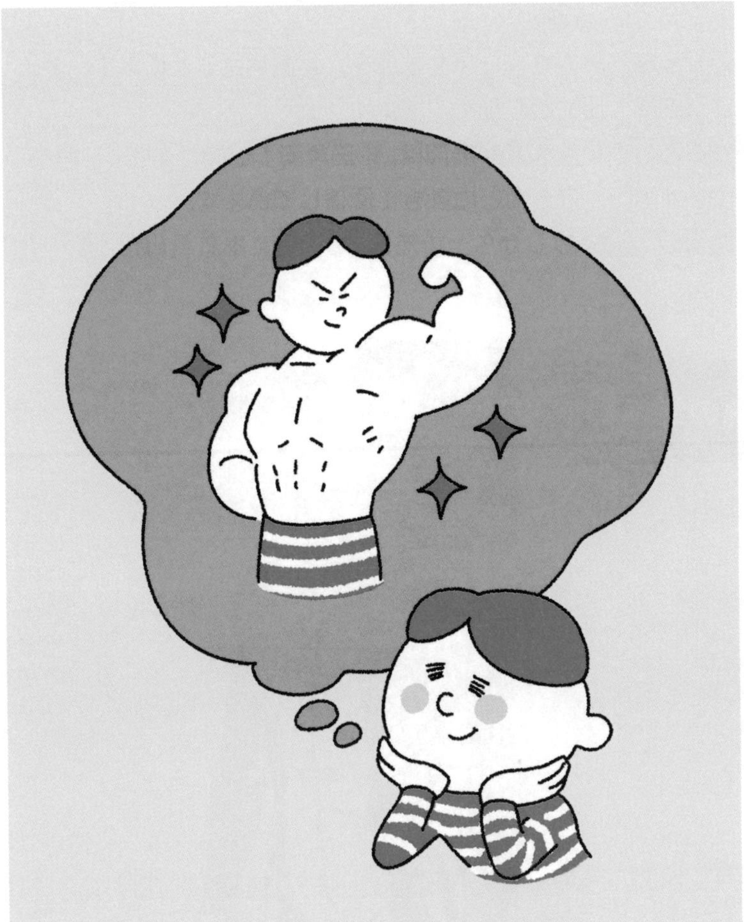

4 腕の力こぶをつくるのは，上腕二頭筋

肩をおおっている大きな筋肉は，「三角筋」

ここからは，体のさまざまな筋肉を，体の場所ごとにみていきましょう。最初は，肩や腕の筋肉です。

肩をおおっている大きな筋肉は，「三角筋」といいます。三角筋は，肩を動かす際の，ほとんどの動きに関係しています。

上腕（腕のうち，ひじから上の部分）の前側にある「上腕二頭筋」は，

肩と腕の主な筋肉

A. 前側

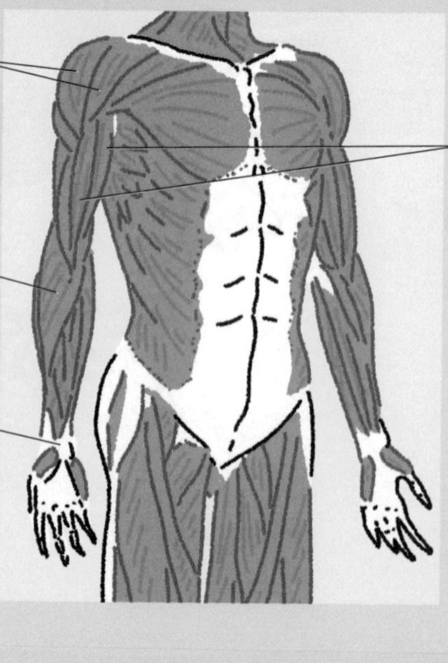

力こぶの盛りあがりの本体の筋肉です。ひじを曲げたり，前腕（ひじから下の部分）を外側にひねったり，肩を動かしたりする際にはたらいています。

上腕二頭筋は，肩にある肩甲骨からはじまって，肩の関節，ひじの関節をまたいで前腕の骨につながっています。

前腕には，細かな筋肉がたくさんある

上腕のうしろ側にある「上腕三頭筋」は，ひじをのばしたり，肩を動かしたりする役割をはたしています。

前腕には細かな筋肉がたくさんあり，主に手首や指の動きに関係しています。

B. うしろ側

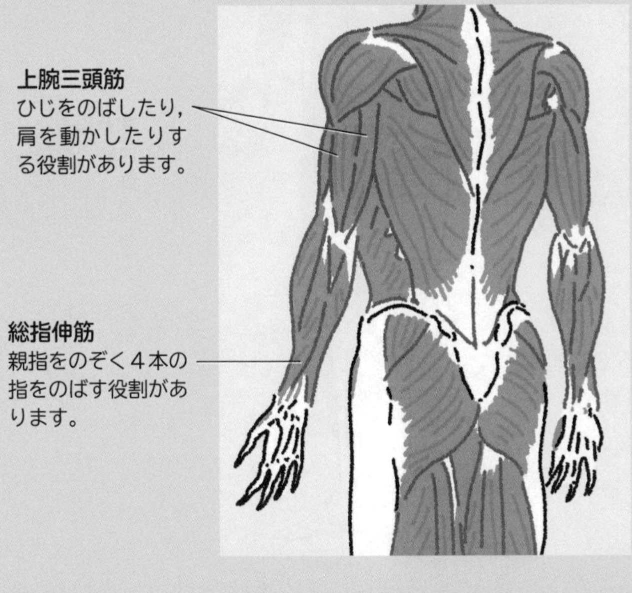

5 足の大腿四頭筋は，ヒトの最大の筋肉

太ももの裏側には，「ハムストリング」がある

次に，下半身の主な筋肉をみてみましょう。

太ももの前側にある「大腿四頭筋」は，四つの筋肉の総称です。主にひざをのばす動きをになっており，太ももを前方に振りだす動きにも一部関係しています。大腿四頭筋は，複合筋（ひとまとまりの筋肉）としては，人体で最大の体積をほこります。

下半身の主な筋肉

A. 前側

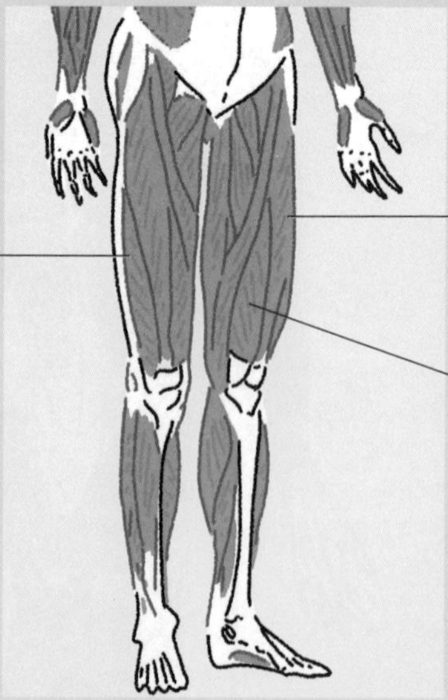

太もものうしろ側で，骨盤とひざ下をつなぐ筋肉の一群を，「ハムストリング」といいます。ハムストリングは，ひざを曲げる動きや太ももを後ろに振る動きをになっています。

下腿三頭筋の末端が，アキレス腱

ふくらはぎの筋肉は，まとめて「下腿三頭筋」とよばれています。下腿三頭筋は，主に足首をのばす際にはたらいています。下腿三頭筋の末端は，丈夫な腱となって，かかとの骨につながっています。この腱が，アキレス腱です。

お尻の「大殿筋」は，太ももを後ろへと振る動きの，主要な動力源となります。単独の筋肉としては，人体で最大の筋肉です。

B. うしろ側

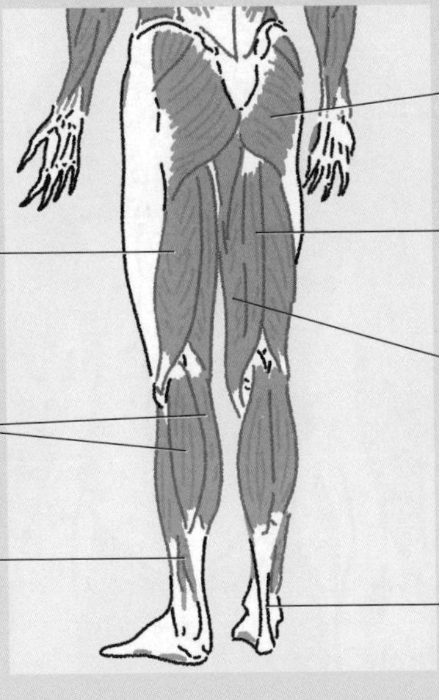

6 厚い胸板は，大胸筋がつくる

大胸筋は，肩や腕のさまざまな動きを生みだす

ここでは，上半身の主な筋肉をみてみましょう。

厚い胸板は，きたえあげられた肉体の象徴ともいえます。**この胸板の本体が，「大胸筋」です。**大胸筋をきたえると，厚い胸板になります。大胸筋は，肩や腕のさまざまな動きを生みだします。

腹や背中の筋肉もみてみましょう。**お腹の部分には，「腹直筋」が**

上半身の主な筋肉

A. 前側

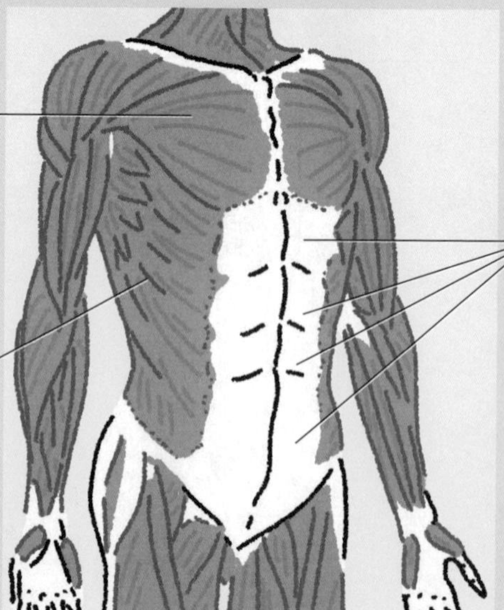

あります。一般的に腹筋とは，この筋肉のことです。背中を前に丸める動きを生みだすほか，内臓を保護する役割もになっています。きたえると，割れた腹筋になります。

広背筋をきたえると，逆三角形のプロポーションに

背中の上部には，「僧帽筋」が広がっています。僧帽筋は主に，「肩甲骨」を動かす役割をになっています。

背中の下部に広がる「広背筋」は，人体の中で最も面積の広い筋肉です。脇の下を通って上腕の骨につながっており，腕を前方から下に引き下ろす動きなどに関係しています。きたえることにより，逆三角形のプロポーションを得ることができます。

B. うしろ側

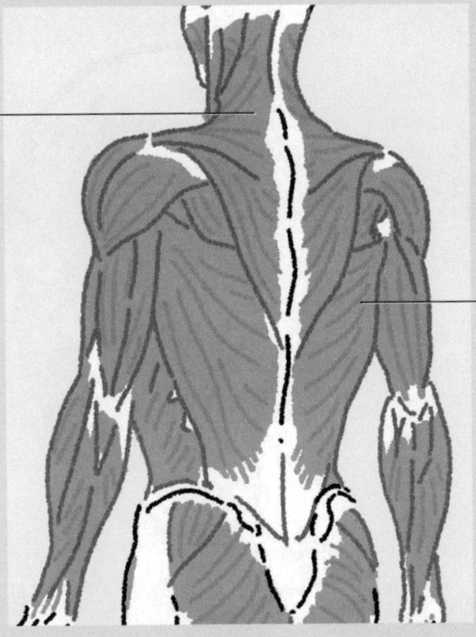

7 笑ったり怒ったりするにも，筋肉が必要

顔面表情筋は，目や口などを動かす

最後に，頭部の主な筋肉をみてみましょう。

頭部には，「顔面表情筋」とよばれる，数十種類もの筋肉があります。顔面表情筋は，目や口，頬などを動かすことで，顔にさまざまな表情をつくる筋肉です。一般的な骨格筋は端が骨につながっているのに対して，表情筋は端の一方が皮膚につながっています。このため表情筋

頭部の主な筋肉

A. 前側

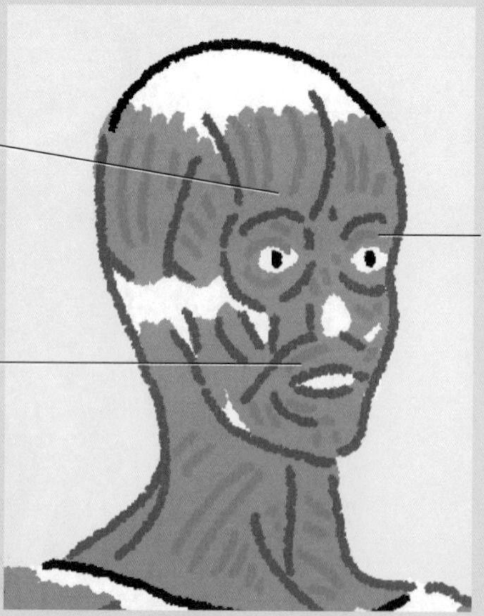

前頭筋
眉の周囲の皮膚を引き上げ，額にしわをつくる動きを生み出しています。

眼輪筋
上まぶたと下まぶたを引き寄せ，まぶたを閉じる動きをになっています。

口輪筋
上唇と下唇を引き寄せ，口を閉じたりすぼめたりする役割をになっています。

は，顔に繊細な表情をつくることができるのです。

口輪筋は，口を閉じたりすぼめたりする

顔の目のまわりは，「眼輪筋」という表情筋に囲まれています。眼輪筋は，主にまぶたを閉じる役割をになっています。**一方，口のまわりを囲んでいるのは，「口輪筋」という表情筋です。**口輪筋は，口を閉じたりすぼめたりする役割をになっています。**額には，眉を引き上げ，額にしわをつくる「前頭筋」という表情筋があります。**

人のさまざまな表情は，これらの表情筋が協調して動くことでつくられます。私たちが笑ったり怒ったりできるのも，筋肉があるからなのです。

B. うしろ側

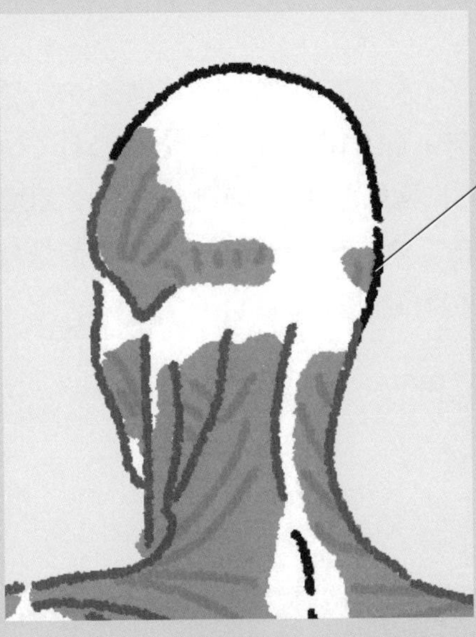

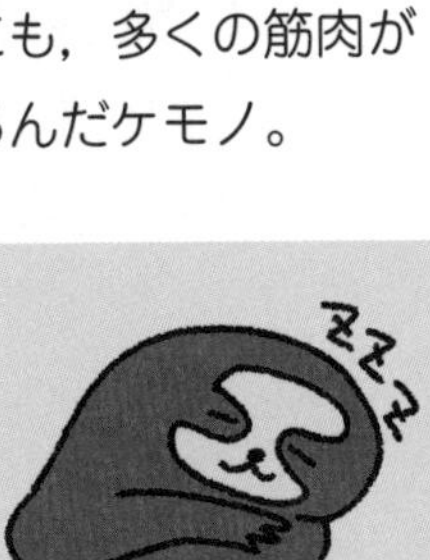

筋肉の声は聞ける

もし筋肉がしゃべるとしたら，その声を聞いてみたいと思いませんか。耳の穴に，指を入れてみてください。何か，ゴーっというような音が聞こえるのではないでしょうか。**実はこの音は，筋肉が収縮するときに発する音です。**筋肉はしゃべるし，その声を聞くこともできるのです。

筋肉が収縮するときに発する音は，「筋音」とよばれています。筋肉が収縮すると，筋肉の線維の形が変わり，まわりの組織に小さな振動が伝わります。**この振動が体を伝わり，さらに耳の穴に入れた指を介して耳に伝わり，音として聞こえるものが筋音です。**

筋音を発見したのは，イタリアの修道士で科学者の，フランチェスコ・グリマルディ（1618～1663）といわれています。筋音の発見は，のちに発見される「筋電」よりも，200年も前のことでした。**現在では，筋音をトレーニングやリハビリに役立てる研究がすすめられています。**

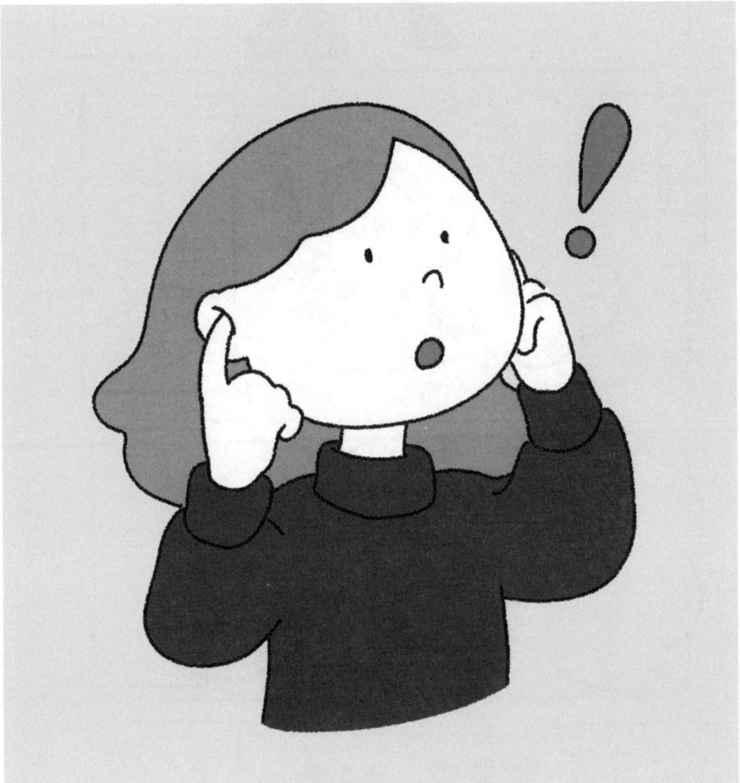

ガルバーニの発見

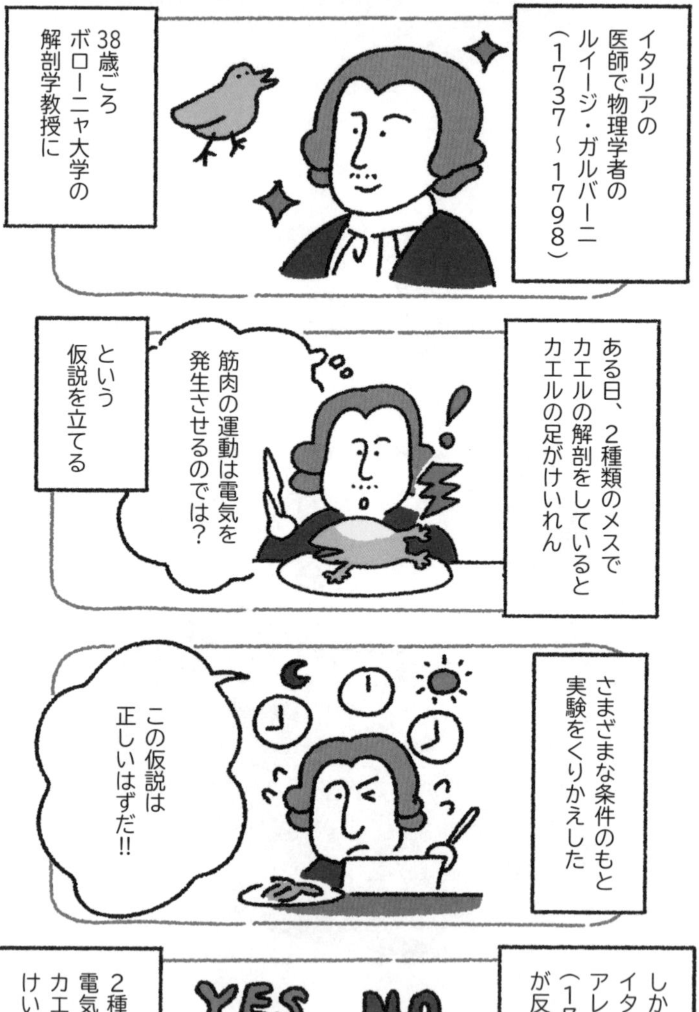
イタリアの医師で物理学者のルイージ・ガルバーニ（1737～1798）
38歳ごろボローニャ大学の解剖学教授に
ある日、2種類のメスでカエルの解剖をしているとカエルの足がけいれん
筋肉の運動は電気を発生させるのでは？
という仮説を立てる
さまざまな条件のもと実験をくりかえした
この仮説は正しいはずだ!!
しかしイタリアの物理学者のアレッサンドロ・ボルタ（1745～1827）が反論
YES
NO
2種類の金属が原因で電気が発生しカエルの筋肉をけいれんさせただけだった

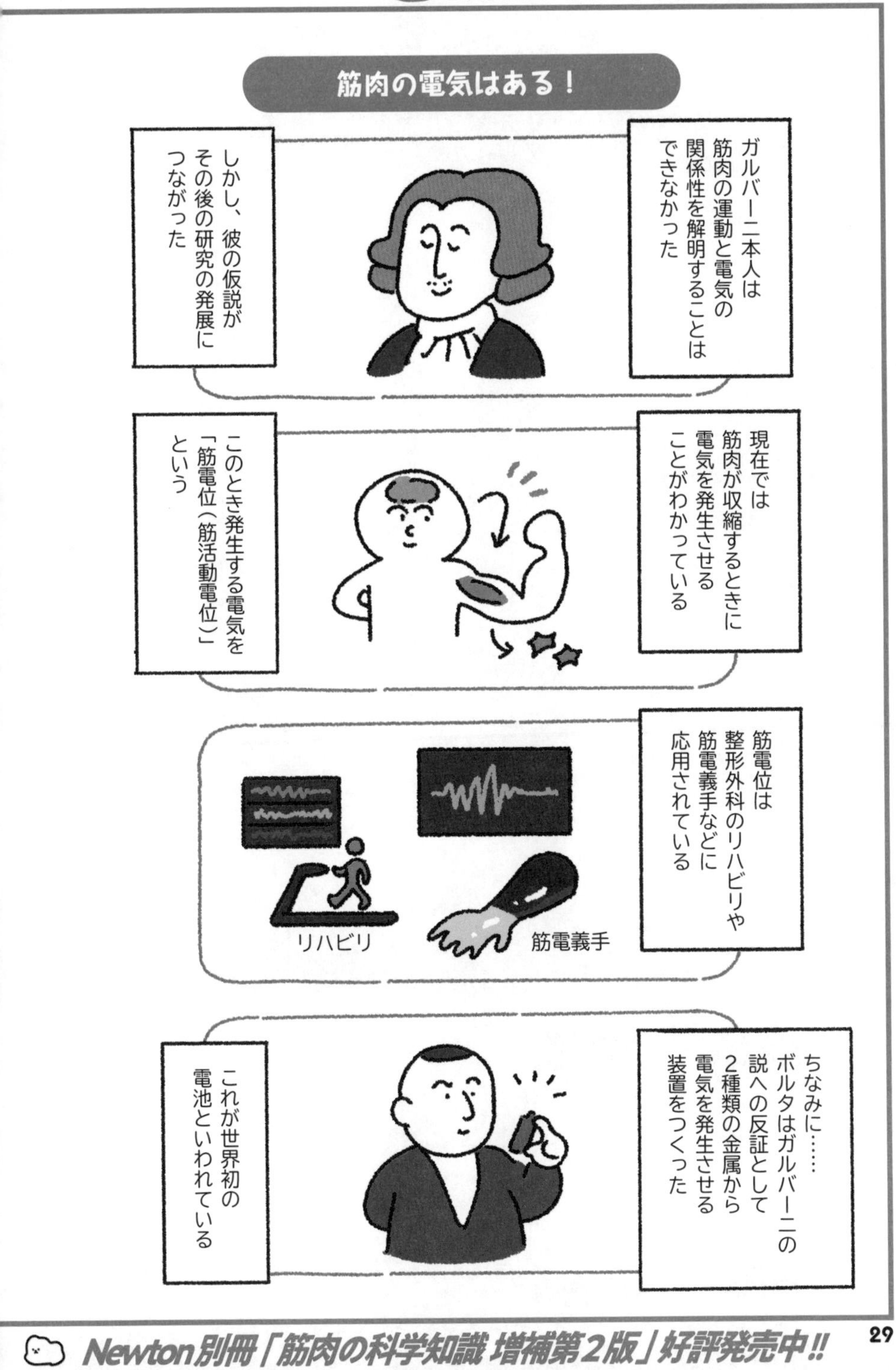
筋肉の電気はある！
ガルバーニ本人は筋肉の運動と電気の関係性を解明することはできなかった
しかし、彼の仮説がその後の研究の発展につながった
現在では筋肉が収縮するときに電気を発生させることがわかっている
このとき発生する電気を「筋電位（筋活動電位）」という
筋電位は整形外科のリハビリや筋電義手などに応用されている
リハビリ
筋電義手
ちなみに……ボルタはガルバーニの説への反証として2種類の金属から電気を発生させる装置をつくった
これが世界初の電池といわれている

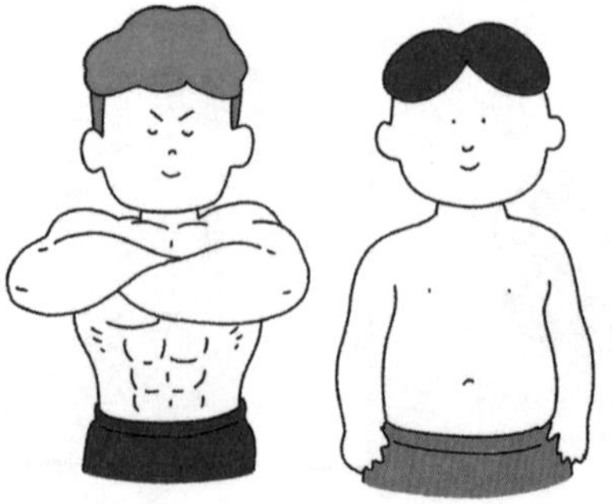

2. 筋肉は，今すぐきたえられる

筋肉は，きたえて大きくすることができます。しかしどうせなら，効率よく大きくしたいと思いませんか？　第2章では，筋肉が大きくなるしくみや，効果的なきたえ方，自宅でできる筋肉トレーニングの方法をみていきましょう。

1 線維の中にまた線維。これが筋肉の構造！

筋束は，「筋線維」が束になったもの

筋肉は，どのようなしくみでちぢむのでしょうか。そのしくみを知るために，まず筋肉の構造をみてみましょう。

筋肉は，「筋束」とよばれる束が，寄り集まってできています。**筋束は，「筋線維」という細長い線維が，束になったものです。**筋線維の1本1本は，細胞一つ一つに相当します。長さ50センチメートルほどもある太ももの筋肉の筋線維でさえも，一つの細胞です。

筋線維の中には，「筋原線維」がつまっている

筋線維という細胞がほかの一般的な細胞とくらべてとても長いのは，筋線維の元になる細胞数百個が，一つに融合してできた細胞だからです。そのため，1本の筋線維の中には，たくさんの細胞核があります。

さらに筋線維の中には，「筋原線維」という線維がつまっています。この筋原線維こそ，筋肉を収縮させる装置の正体です。

筋肉の構造

筋肉の構造をえがきました。筋肉は筋束が集まったもの，筋束は筋線維が束になったもので，筋線維には筋原線維がつまっています。

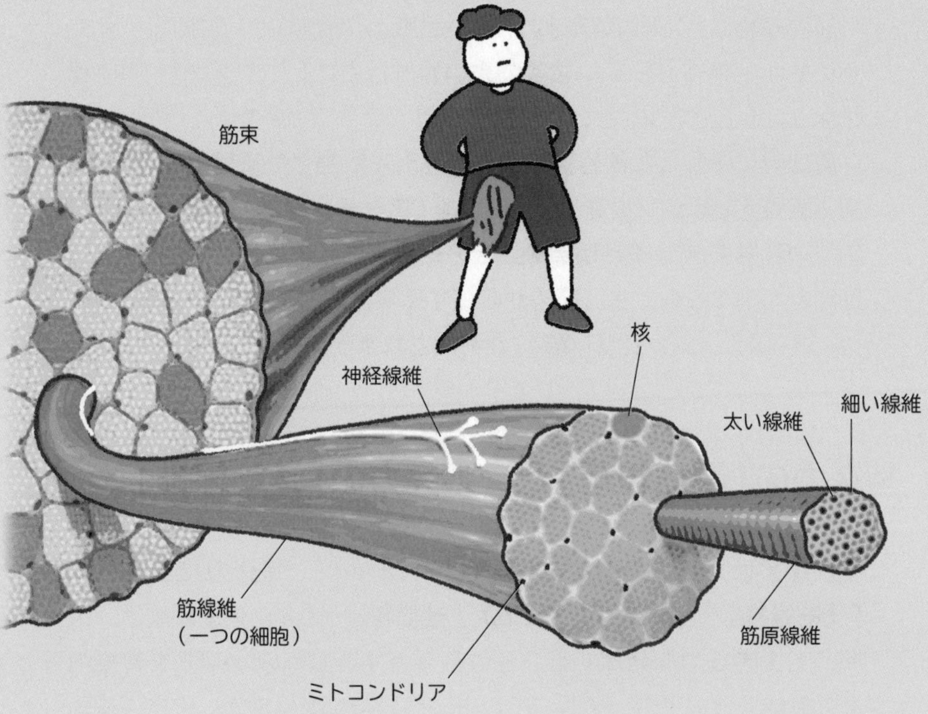

> 1本1本の筋線維のおかげで，
> 木につかまれるんだケモノ。

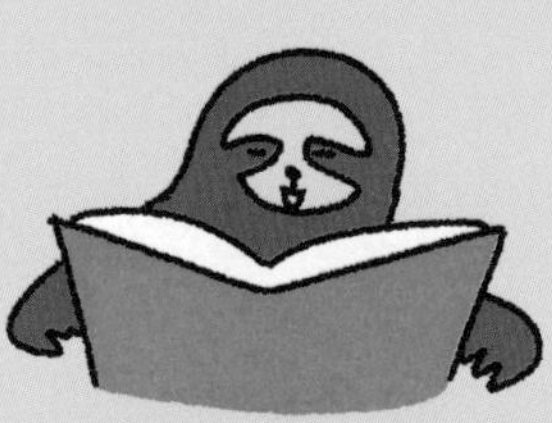

2 筋原線維は，２種類の線維ががっちりスクラム

信号がくると，二つの線維がスライドする

筋原線維は，「太い線維」と「細い線維」の２種類が，規則正しく交互に並んだ構造をしています。太い線維は主に「ミオシン」，細い線維は主に「アクチン」というタンパク質でできています。

筋線維に接合した神経線維から，筋肉を収縮させる信号がくると，太い線維（ミオシン線維）が細い線維（アクチン線維）をたぐりよせ，二つの線維がスライドします。その結果，筋原線維全体が短くなり，筋肉が収縮するのです。筋肉が収縮する際には，エネルギー源となる「ATP（アデノシン三リン酸）」が利用されます。

持久力の「遅筋線維」と，瞬発力の「速筋線維」

筋線維は，二つのタイプに分けられます※1。**持久力にすぐれた「遅筋線維」と，瞬発力にすぐれた「速筋線維」です。**遅筋線維は，瞬間的に大きな力を発揮することは苦手とするものの，ATPを線維内で効率的に合成でき，疲れづらいという特徴があります。一方，速筋線維は大きな力をすばやく発生させられるものの，疲れやすいという性質があります。

※1：筋線維のタイプは，分類する基準によって，より細かく分けられることもあります。

筋肉が収縮するしくみ

神経から命令がくると，太い線維（ミオシン線維）が細い線維（アクチン線維）をたぐりよせるようにして，2種類の線維がスライドします。その結果，筋肉が収縮します。

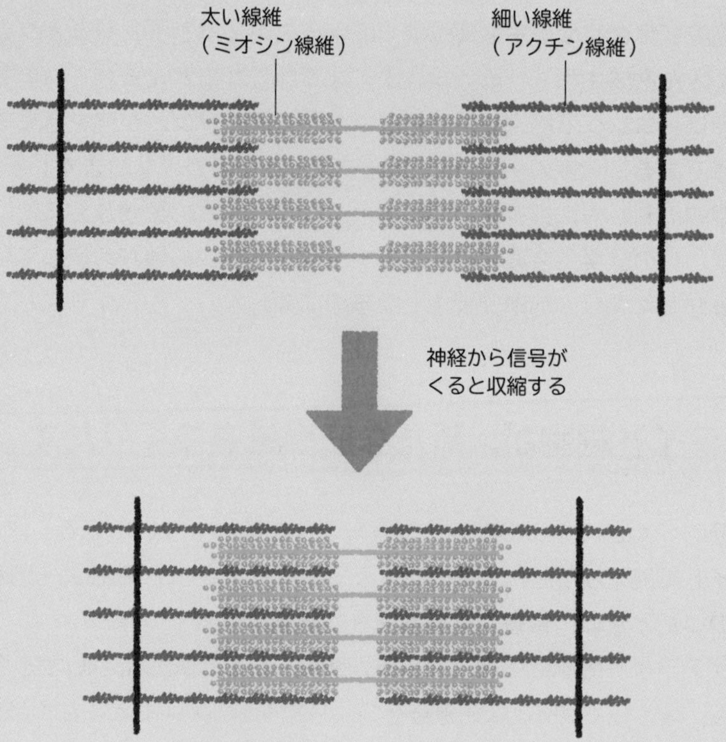

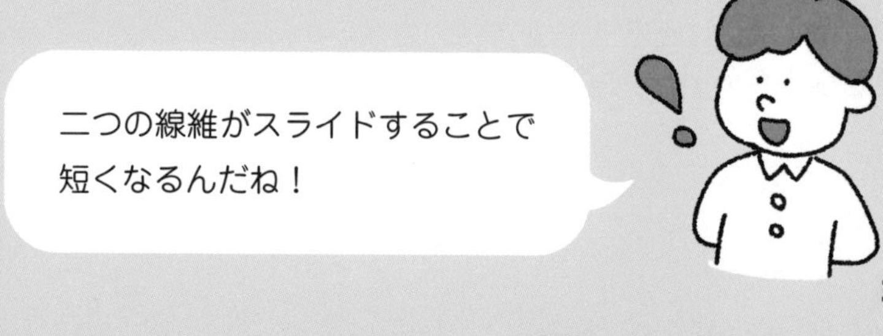

3 筋肉をきたえる，すなわち筋線維を太くする

合成されるアクチンやミオシンの量が，ふえる

筋肉が大きくなる主な理由は，筋線維の中でアクチンやミオシンがたくさん合成されて，筋線維が太くなるからだと考えられています。

トレーニングで筋肉を何度も収縮させると，タンパク質を合成する装置である「リボソーム」が，活発にはたらくようになります。また，定期的にトレーニングをつづけると，リボソームの数がふえるといいます。この結果，合成されるアクチンやミオシンの量が増加して，筋線維が太くなり，筋肉が大きくなるのです。

サテライト細胞が，新たな筋線維をつくりだす

筋肉が大きくなるのには，筋線維の外側にくっついている，「サテライト細胞」もかかわっているようです。サテライト細胞は，筋肉が傷ついたときに，修復する機能をもつ細胞です。

サテライト細胞は本来，筋線維が断裂したり壊死したりしたときに分裂，融合して，新たな筋線維をつくりだす幹細胞（もとになる細胞）としてはたらきます。**しかし最近の研究から，トレーニングをするとこのサテライト細胞が分裂して，筋線維に融合することもわかってきました。**すると筋線維の核の数がふえ，タンパク質の合成量があがると考えられています。

筋肉が大きくなるしくみ

トレーニングを行うと，筋線維内でタンパク質が大量に合成されます（①）。また，サテライト細胞が分裂し，筋細胞と融合します（②）。サテライト細胞どうしは，分裂，融合し，新たな筋線維もつくりだします（③）。

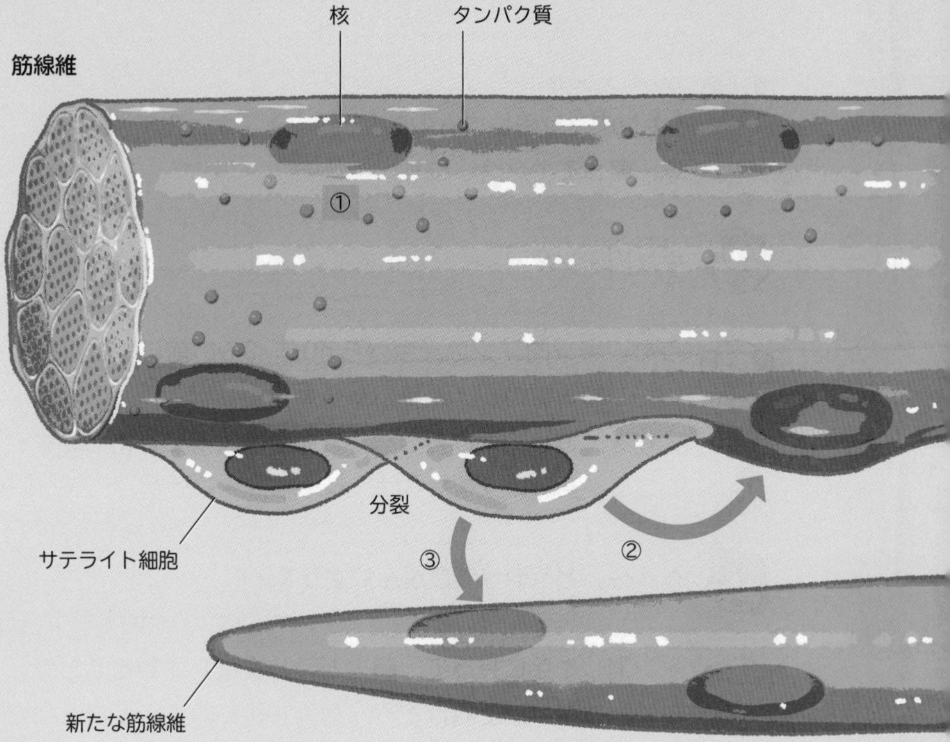

博士！
教えて!!

キン消しって何？

博士，この前「キン消し」という人形をもらったんですけれど，これ何ですか？

ふぉっふぉっふぉっ。なつかしいのぉ。キン消しは，「キン肉マン消しゴム」のことじゃよ。キン肉マン消しゴム，略してキン消しじゃ。

キン肉マン？

うむ。キン肉マンは，今から40年ぐらい前に大ヒットした，超人プロレス漫画じゃ。キン消しは，漫画の登場人物を，消しゴムみたいな手ざわりの人形にしたものなんじゃ。当時の少年たちは，みんな持ってたぞ。

へぇ～。どうやって遊ぶんですか？

キン消しを手に持って，超人どうしをたたかわせるとかしておったな。それほどみんな，漫画に熱中しておったんじゃ。そうじゃ，牛丼でも食べに行くとするかの。

僕も行きたい！

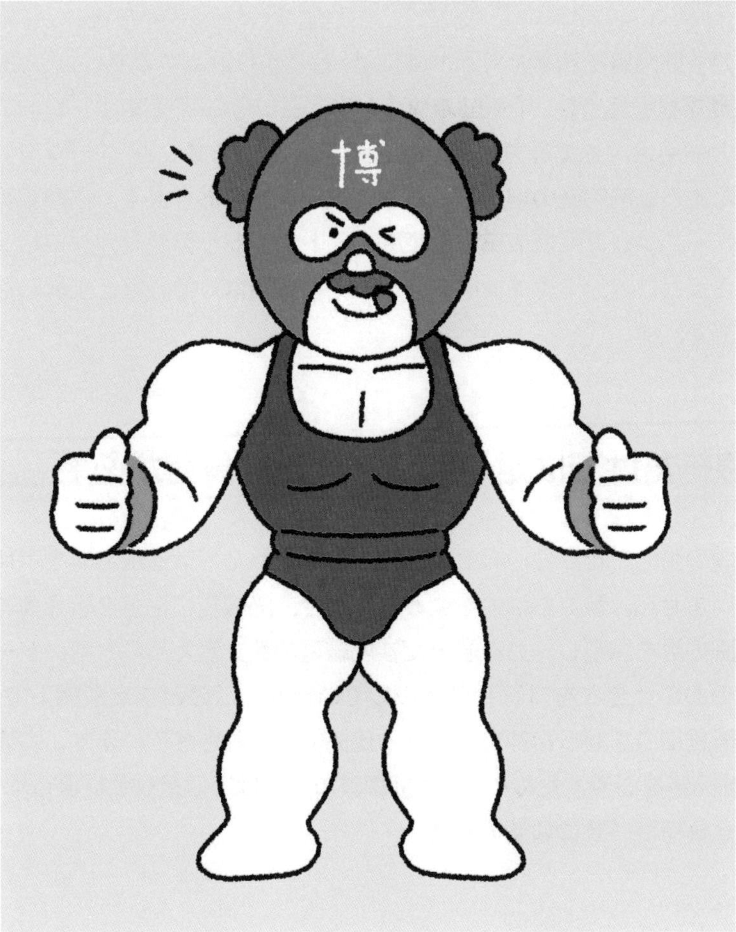
博

4 効率よく筋肉をふやすなら，速筋をきたえるべし！

筋肉量の増加は，おもに速筋線維でおきる

筋力や筋肉量を効率よくふやすには，どうすればよいのでしょうか。**最も重要な考え方は，「速筋線維」を使うということです。**トレーニングの作用は，速筋線維と遅筋線維でことなります。36ページで説明したような筋肉量の増加は，おもに速筋線維でおきます。遅筋線維をトレーニングで何度収縮させても，ミトコンドリアやミオグロビンがふえるだけで，アクチンやミオシンの合成量は，それほど上昇しないのです。

遅筋線維だけでは足りない，大きな負荷が必要

普段の生活で行う負荷の軽い動作のとき，私たちは速筋線維を利用していません。私たちは力を生みだすとき，筋線維に信号を伝える神経細胞の数を調整し，力を生みだす筋線維の数を変えることで，トータルの力の大きさをコントロールしています。このとき無意識下で，遅筋線維につながった神経細胞から優先的に活動させています。**つまり，筋肉量をふやすためには，遅筋線維の力だけでは足りないような，大きな負荷が必要になるのです。**

速筋線維と遅筋線維

筋束の中の速筋線維と遅筋線維を，色分けしてえがきました。
多くの人で，速筋線維と遅筋線維の割合は，1：1程度です。

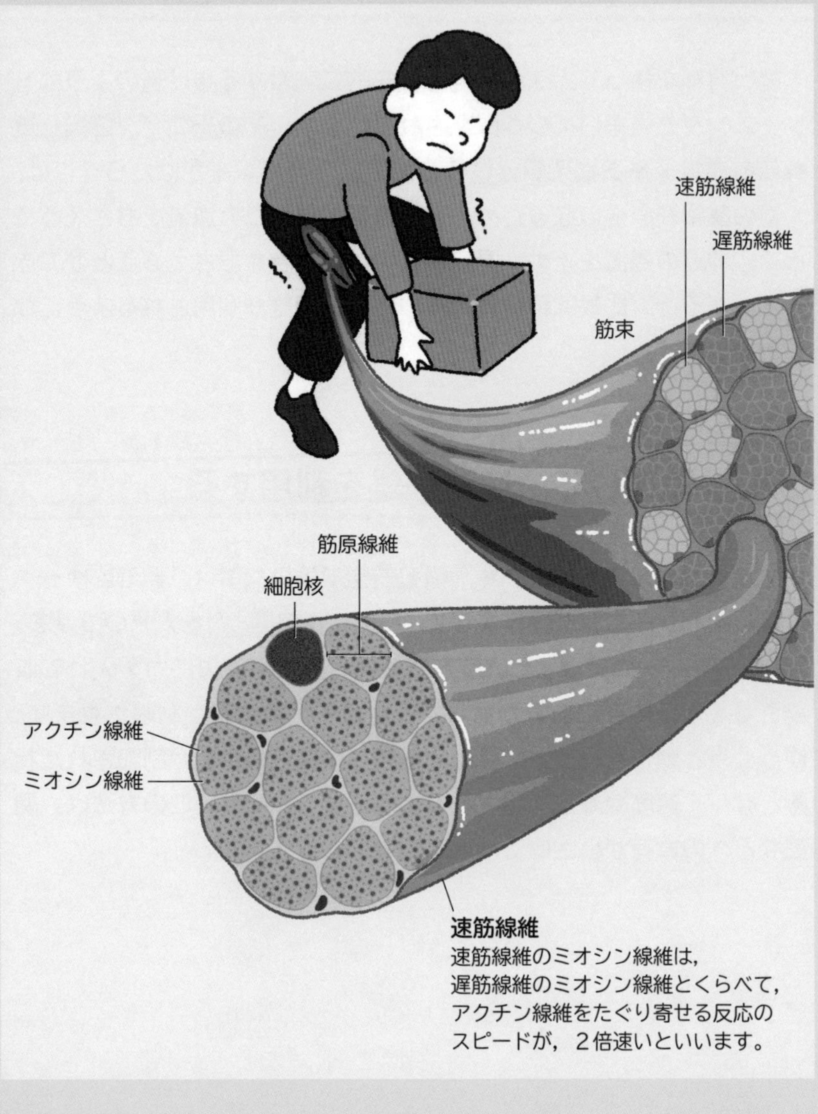

5 軽い負荷できたえるなら，力を入れつづけるべし！

血流をおさえると，遅筋線維のはたらきが低下

軽い負荷を使って，速筋線維を優先的に刺激する抜け道のようなトレーニング方法もいくつか開発されています。**その一つが，筋肉に流れこむ血流量をおさえるという方法です。**遅筋線維がはたらくには，大量の酸素が必要になるため，遅筋線維に流れこむ血流をおさえることで，酸素の運搬を止め，遅筋線維のはたらきをおさえることができます。すると，比較的軽い負荷でも，速筋線維が利用されるようになるといいます。

ゆっくり動作して，速筋線維を利用する

血流をおさえる方法のうち，最も安全で簡単なのは，非常にゆっくりとしたトレーニング動作をして，筋肉に長時間，力を入れつづける，「スロートレーニング」という方法です。通常，筋肉に力を入れて収縮させると，内部の血管がおしつぶされて，血流量が制限されます。ゆっくりと動作を行うと，長時間筋肉への血液の供給が制限された状態となり，速筋線維が利用されるようになるのです。この方法は，関節などへの負荷が小さいため，高齢者でも行えます。

スロートレーニング

プッシュアップ（腕立てふせ）のような軽い負荷のトレーニングでも，ゆっくりと動作を行うと，長時間筋肉への血液の供給が制限された状態になります。その結果，速筋線維が利用されるようになります。

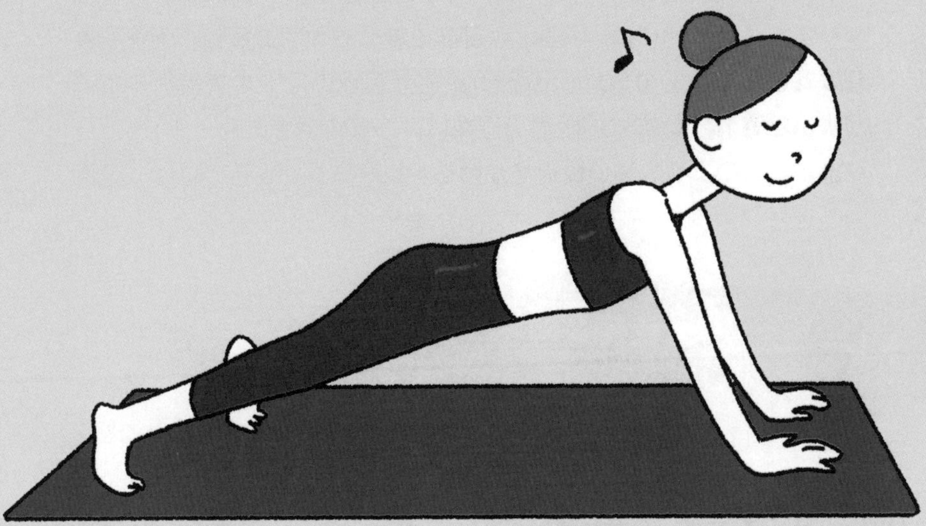

軽い負荷できたえる場合，筋肉に長時間，力を入れつづけるトレーニングが効果的なのだ。

6 軽めの負荷でも，限界まで行うべし!!

最大負荷の70～80％なら，8～12回

筋肉をきたえるには，筋肉に負荷をかけるトレーニングが必要になります。**基本的には，1回だけ反復できる最大限の負荷の大きさを100％として，その70～80％の負荷で限界の回数まで反復するのがよいとされています。**限界の回数は，多くの場合，8～12回となります。このような高い負荷をかけるトレーニングを行うには，設備

トレーニングの負荷と効果

右ページの表は，1度だけ反復できるような負荷の大きさを100%としたときの，負荷の大きさとトレーニング効果をあらわした指標です。負荷が90%以上のときは，筋肉の発達というよりも，神経機能の向上により，発揮できる力の大きさが上がるとされています。

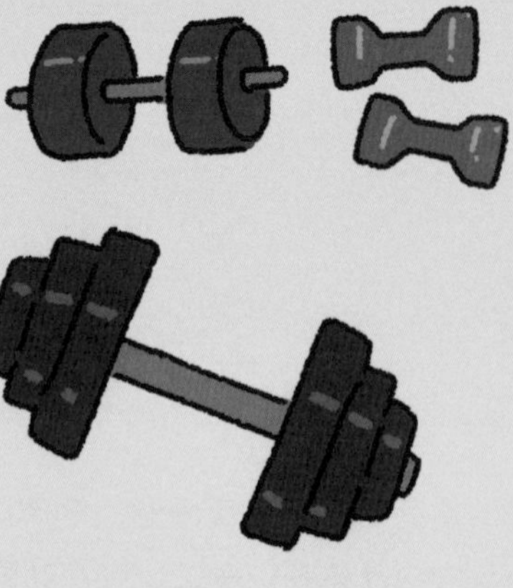

の整った施設に通うしかなさそうです。

30％でも，重い負荷に匹敵する効果をえられる

ところが近年の研究で，最大の30％という軽い負荷でも，その動作をそれ以上行えなくなるほどくりかえして筋肉を追いこめば，重い負荷に匹敵する効果をえられる場合もあることがわかってきました。30％なら，自分の体重や簡単な道具を使って実現できます。

スロートレーニングの要素を取り入れて，上げる動作に3秒，下げる動作に3秒，力を抜かずにじわじわと動くことで，効果はより高まるはずです。目安として，一つのトレーニングを1日3セット，週に2～3回の頻度で行うのがよいといいます。

負荷の大きさ（％）	反復できる回数	おもな効果
100	1	神経の発達（筋力の増加）
95	2	
90	4	
85	6	筋力・筋肉量の増加
80	8	
75	10～12	
70	12～15	
65	18～20	筋持久力の向上
60	20～25	
50	30～	

（出典：Fleck and Kraemer, 1987）

クロトナの怪力ミロ

紀元前6世紀ごろ，古代ギリシアの植民地クロトナに，無敵の強さを誇るレスリング選手がいました。クロトナの怪力「ミロ」です。**ミロは，古代オリンピックのレスリング競技で6連覇するなど，あらゆる競技大会で勝ちつづけ，24年間も王座を守ったといいます。**

ミロは少年のころ，子牛を肩にかついで歩き，筋肉をきたえたといわれています。子牛の体重は，子牛が成長するにつれて重くなっていきます。**それでもミロは毎日かかさず子牛をかついで歩き，いつしか，立派に成長した大きな牛を，難なくかついで歩ける体になったそうです。**

ミロは，くずれてきた屋根を支えて，数学者のピタゴラス（紀元前582～前496）を救ったこともあったといいます。**数々の怪力伝説を残したミロの最期は，素手で木を切り裂こうとしたところ腕が幹にはさまり，身動きがとれずにライオンに襲われたというものです。**フランスのルーブル美術館には，そのようすを再現した彫刻が収蔵されています。

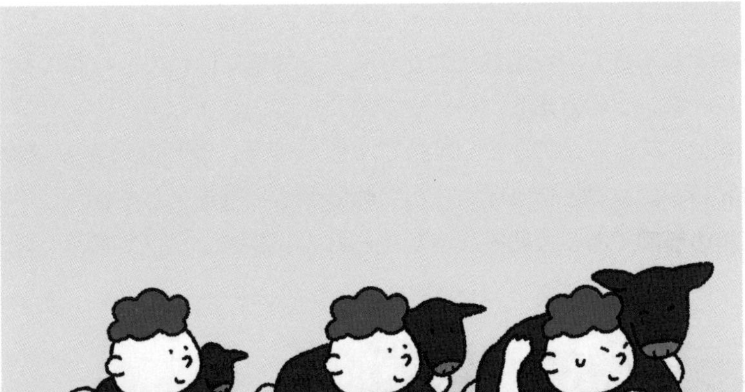

7 腕立てふせは，手の幅を広げれば胸に効く

主に胸板の筋肉である，大胸筋がきたえられる

自宅でもできて，特別な筋力がなくても簡単にはじめられる代表的なトレーニングの方法を，いくつか紹介していきましょう。

まずは「プッシュアップ（腕立てふせ）」です。**プッシュアップは，腕のトレーニングというイメージが強いかもしれません。しかし，主に胸板の筋肉である大胸筋がきたえられるトレーニングです。**大胸筋

プッシュアップ

胸の部分の筋肉である大胸筋や，肩をおおう三角筋の前側，上腕のうしろ側に位置する上腕三頭筋などの，肩関節につながる筋肉をきたえるトレーニングです。

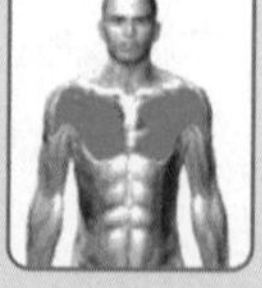

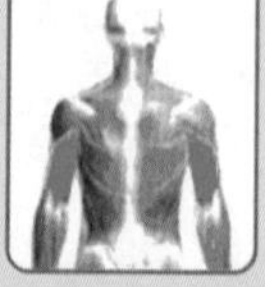

1

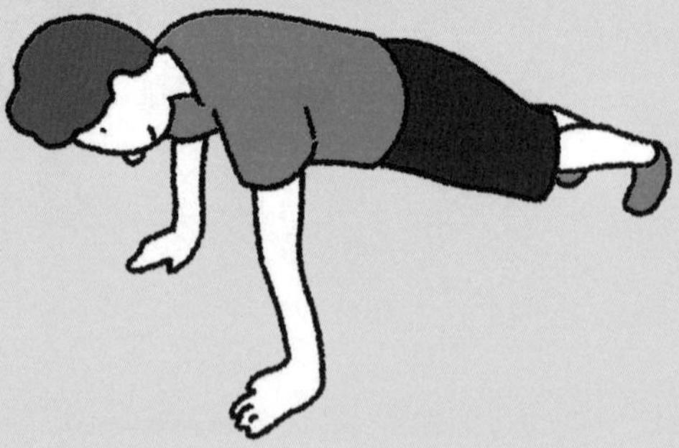

両手を肩幅の1.5倍程度に開き，床の上に置く。体を一直線にのばし，両手と両足のつま先で体を支える。

のほかに，肩の三角筋，腕の上腕三頭筋もきたえられます。

体が一直線になるように，気をつける

プッシュアップは，手の幅を肩幅の1.5倍ほどにするのが一般的です。手の幅をさらに広げると，より大胸筋への負荷が大きくなります。ひじをじわじわとのばして体を持ち上げる動作と，ひじをじわじわと曲げて体を下ろす動作をくりかえします。頭から足まで，体がなるべく一直線になるように気をつけると，効果が上がります。

負荷が強すぎる場合には，ひざを床につけた状態で行うといいでしょう。負荷が足りない場合には，椅子などに足をのせて行うと，より強い負荷となります。

2

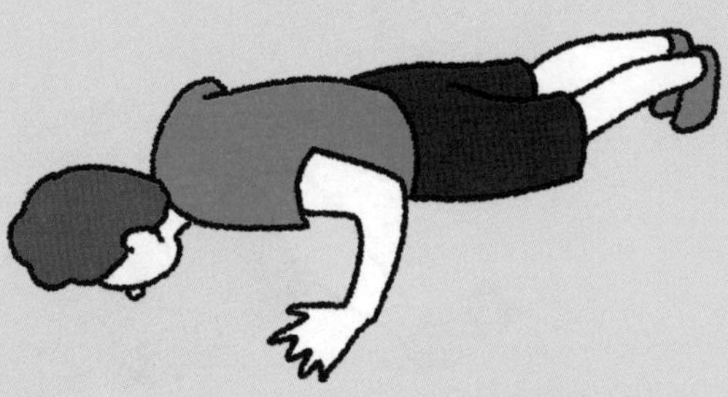

ひじは胴体から90度よりも少し閉じた角度にして，胸が床につく寸前まで上体を下ろしていく。体を一直線にのばしたまま，元の状態にもどる。辛くて深く下ろせない人は，ひざをついて負荷を下げる。深く下ろすことが鉄則。

8 たるんだ腹に活！背中を丸めてゆっくり起こす

お腹を割るには，腹直筋をきたえる

お腹の筋肉の割れ目が目立つと，見ばえがよくなります。お腹を割るには，腹直筋をきたえる必要があります。**腹直筋のトレーニングとして最も有名なのが，いわゆる腹筋運動です。**腹筋運動には，いくつものバリエーションがあります。ここでは，「シットアップ」とよばれるものを紹介しましょう。

シットアップ

腹の前面部分に位置する，腹直筋を主にきたえるトレーニングです。

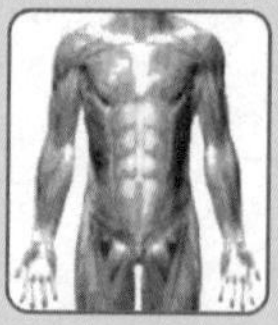

1

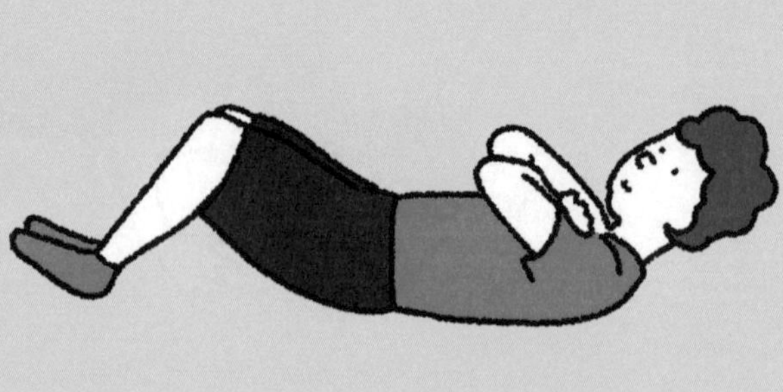

ひざを軽く立ててあおむけになり，両手を胸の前に組む。

背中を丸めることで，負荷を大きくできる

シットアップでは，あおむけに寝転び，両膝を曲げてそろえて立てます。その状態で，背中を丸めるようにしてゆっくりと上半身をおこし，胸を膝へと近づけていきます。股関節を支点にするのではなく，背中を丸めるように動かすことで，腹直筋への負荷を大きくすることができます。

上半身をおこす際は，反動を使ってはいけません。また，背中をのばして行うと，腰痛のリスクがあがるので注意が必要です。上半身をおこした後は，ゆっくりと最初の姿勢に戻していきます。

シットアップは，太ももを前に振る動きをになっている，「腸腰筋」にも効果があるトレーニングです。

2

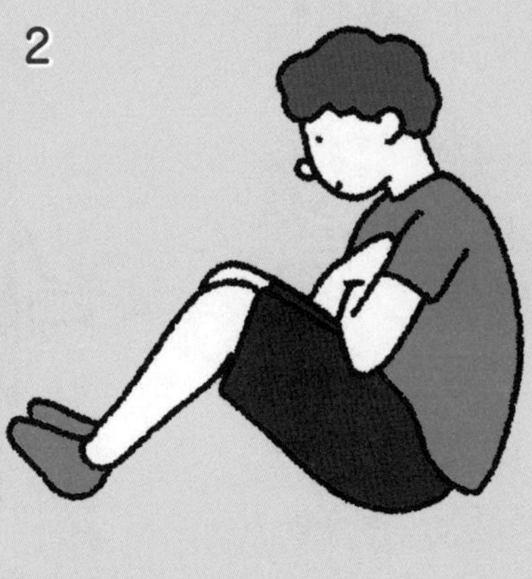

背中をめいっぱい丸めながら，上体をおこす。
ゆっくりと，1の状態にもどる。

9 力こぶなら，ダンベルできたえられる

水を入れたペットボトルを使ってもいい

力こぶの本体である「上腕二頭筋」をきたえたい場合，ダンベルを使ったトレーニングを行うのが一般的です。ダンベルが手元にない場合は，水を入れたペットボトルを使ってもよいでしょう。負荷が足りない場合には，丈夫な袋にペットボトルを何本か入れて使う方法もあります。

ダンベルカール

ひじ関節を曲げるときにはたらく，上腕二頭筋をきたえるトレーニングです。上腕二頭筋の裏側にある上腕筋も，きたえられます。

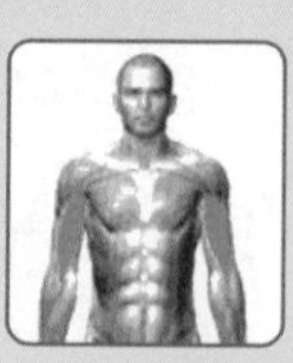

1

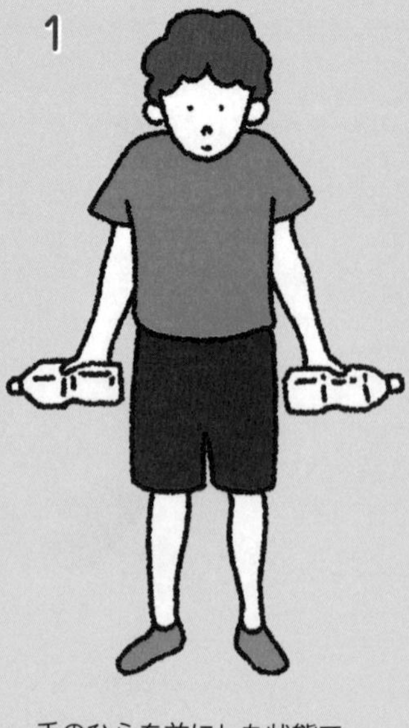

手のひらを前にした状態で，両手にペットボトルをもち，まっすぐ立つ。

ここでは，両手のダンベルを片方ずつ持ち上げる，「オルタネートダンベルカール」を紹介します。オルタネートダンベルカールは，シンプルにみえて，意外に難易度の高いトレーニングです。

ダンベルを，じわじわ下ろすと効果的

ダンベルをもったときの向きは，手のひら側を前にします。**その状態で片方を持ち上げ，次は持ち上げた方を下ろしながらもう一方を持ち上げます。これをくりかえします。**

ダンベルを下ろす際は，じわじわと下ろして負荷を継続させると効果的です。また, ひじは完全にのばしきらない方が効果は高まります。ひじの位置は，体の横か少し前にくるように維持してください。

2

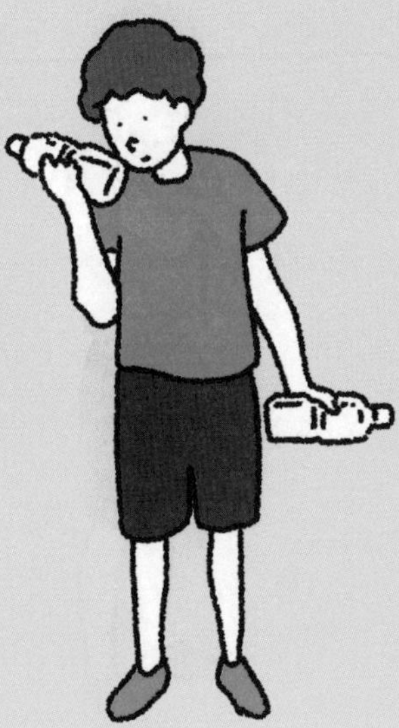

片方のひじを曲げて, ペットボトルを持ち上げる。小指側から持ち上げるイメージで行うとよい。

3

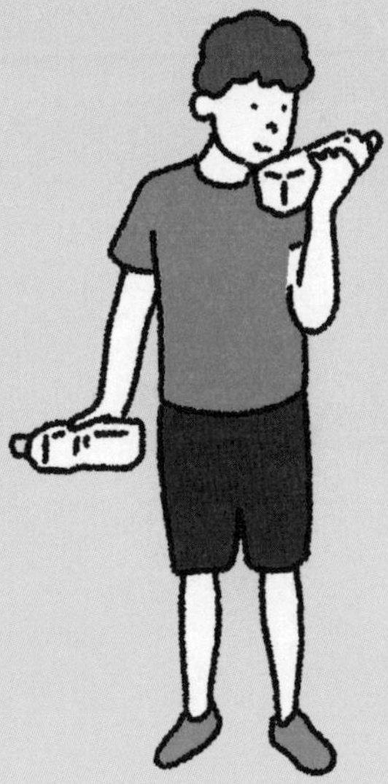

持ち上げたペットボトルをゆっくりと下ろしつつ，もう片方のペットボトルを持ち上げる。ひじの位置が前後に移動してしまわないように，注意する。

10 スクワットの鬼になる。下半身を総合強化

太ももやお尻，骨盤の周辺などの筋肉に効く

「スクワット」とは，主に「大腿四頭筋」がきたえられるトレーニングです。大腿四頭筋は，太ももの前側にある筋肉であり，複合筋としては人体で最大の大きさをほこります。

また，スクワットは，お尻や骨盤の周辺など，下半身全体の筋肉への効果もあります。つまりスクワットをすることで，下半身を総合的

スクワット

太ももの前面に位置し，主にひざをのばすはたらきをもつ，大腿四頭筋をきたえるトレーニングです。

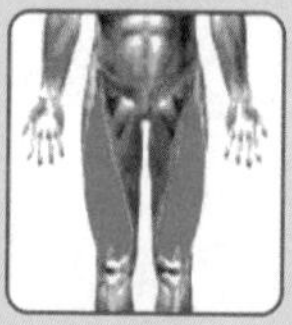

1

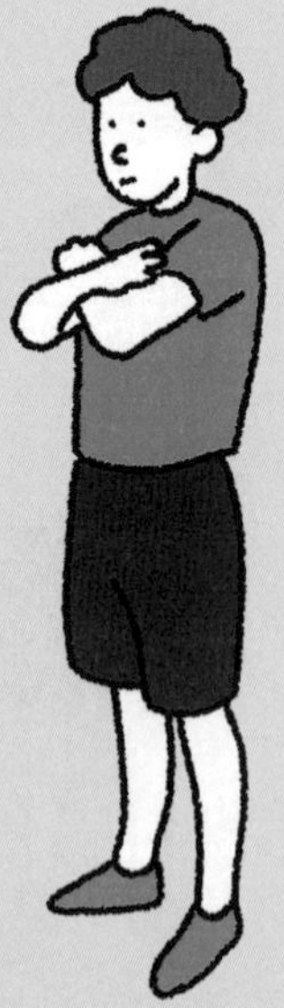

足を肩幅くらいに開き，両手を胸の前で組んだ姿勢で，まっすぐ立つ。

にきたえることができるのです。

太ももが，地面と平行になるまで沈む

スクワットの際には，足は肩幅程度に開くのが一般的です。両手は，胸の前に組みます。**その状態から沈みこんでいき，太ももが床と平行になるくらいまで沈みこんだら，足をのばして最初の状態に戻ります。背中は丸めずに，まっすぐの状態を維持します。**足の幅を，広く取る方法もあります。その場合，足先を外側に向けるのがポイントです。内ももにある，「大内転筋」などがきたえられます。

負荷が足りなければ，水の入ったペットボトルなどをもってもよいでしょう。

2

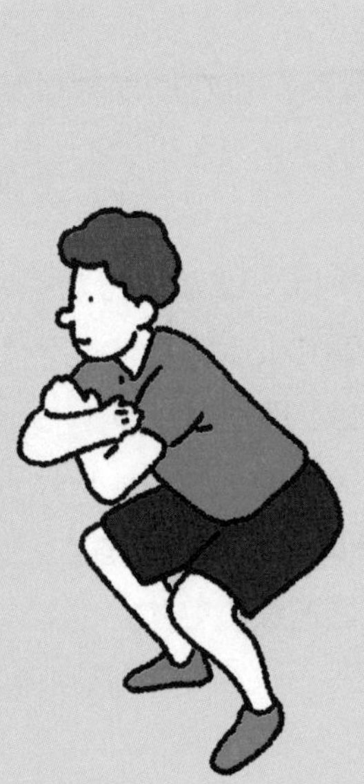

背筋をまっすぐのばしたまま，お尻をうしろに引いて上体を前傾させながら，ゆっくりと腰を落とす。太ももが床と平行になるくらいで止め，元の姿勢にもどる。

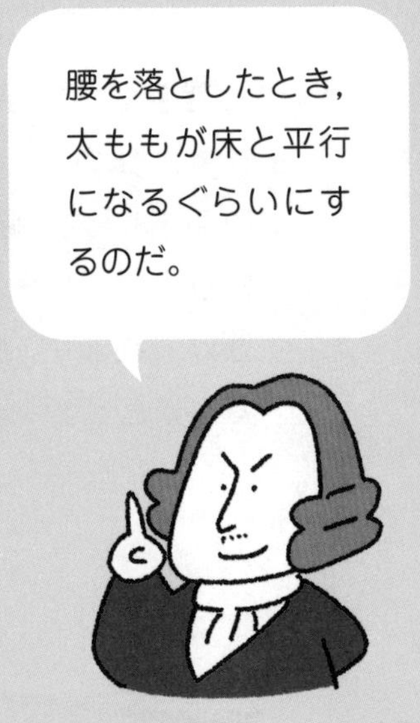

「腹筋がカニの裏！」

ボディビルの大会では，きたえあげられた肉体を披露する選手たちに，観客席から賞賛や応援のかけ声がかけられます。「腹筋がカニの裏！」も，そんなかけ声の一つです。

「腹筋がカニの裏！」とは，選手の割れた腹筋の見た目が，まるでカニの裏側のようだというほめ言葉です。腹直筋と外腹斜筋の溝が，とてもはっきりとあらわれていることを意味します。このような腹筋をつくるには，地道なトレーニングにくわえて，体をしぼる努力も欠かせません。**カニの裏側のような腹筋は，鍛錬に鍛錬を重ねた者だけがたどりつける，腹筋の理想形なのです。**

選手たちにかけられるかけ声は，ほかにもたくさんあります。翼のように広く大きな背中には「背中に羽が生えている！」，太く屈強な太ももには「足がゴリラ！」，三角筋が盛り上がった大きな肩には「肩メロン！」，といったかけ声がかけられます。**観客席からかけ声をかけられることは，選手たちにとって，最高に誇らしいことなのです。**

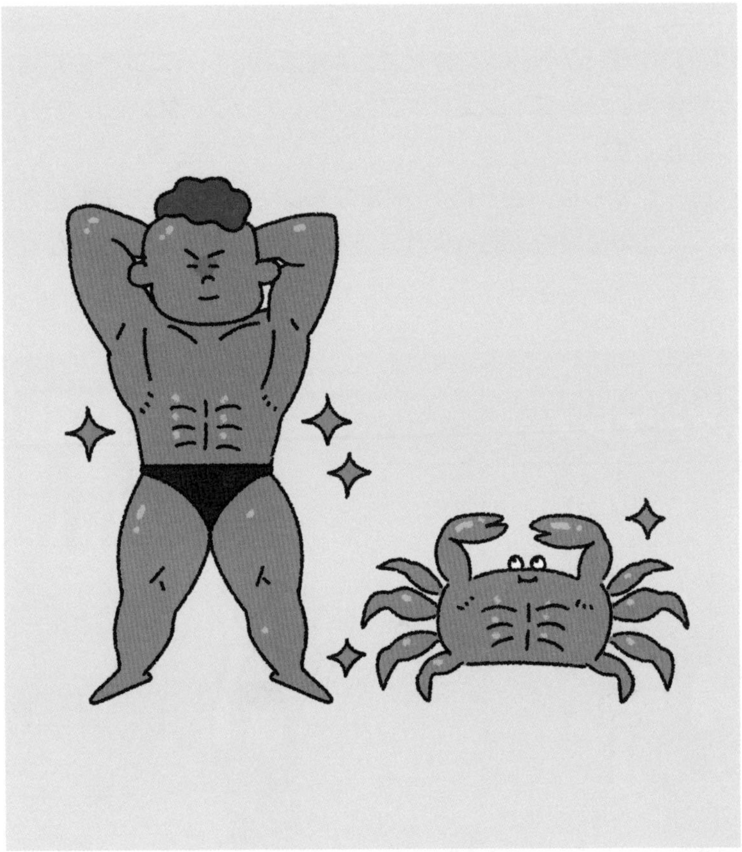

11 まだまだある！　今すぐできる筋肉トレーニング

14種類のトレーニングの方法を紹介

48ページから57ページにかけて，4種類のトレーニングの方法を紹介してきました。プッシュアップ，シットアップ，ダンベルカール，スクワットです。

このページからは，さらに14種類のトレーニングの方法を紹介しましょう。**どの種目も，同じように自宅ででき，特別な筋力がなくて**

ショルダープレス

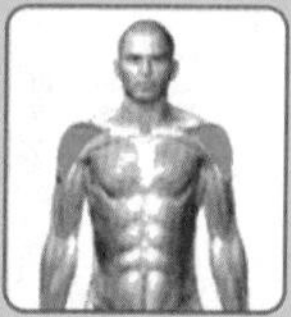

三角筋の前部から側部にかけてをきたえるトレーニングです。

1

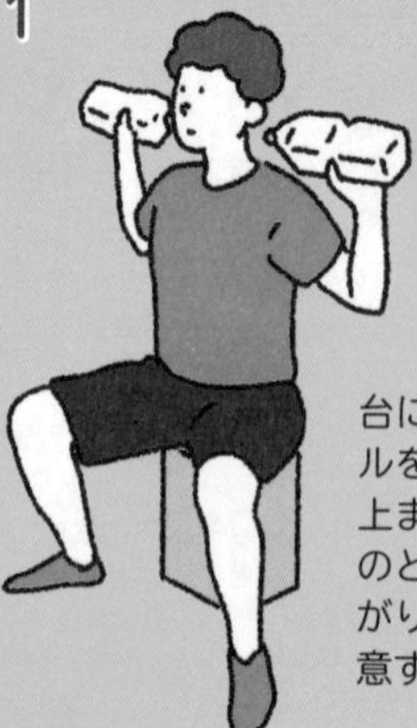

台に座り，ペットボトルを両手にもち，肩の上までもってくる。このとき，ひじが深く曲がりすぎないように注意する。

2

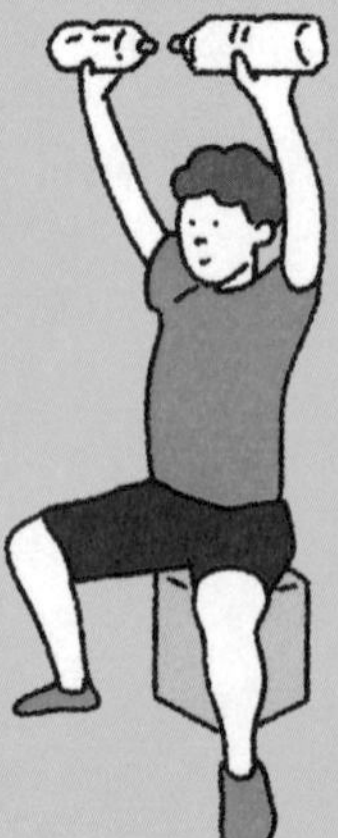

背中をまっすぐにのばしたまま，ペットボトルを高く持ち上げる。持ち上げるときは，ペットボトルが頭から遠い場所で，弧をえがくようにする。

も簡単にはじめられるトレーニングです。

力を抜かずにじわじわ動くと，効果が高まる

紹介するトレーニングは，1種目あたり3セットを目安に行ってみてください。1セットは，10回程度です。ゆっくりとした動作で，力を抜かずにじわじわ動くと，トレーニングの効果が高まります。さらに効果を高めたい場合は，1セットの回数やセットの数をふやして，できるところまでやってみるのもいいでしょう。

トレーニングで使うペットボトルは，2リットルの容器に水を入れたものです。台は，イスやベッドで代用することもできます。けがをしないように，無理のない範囲で，挑戦してみてください。

サイドレイズ

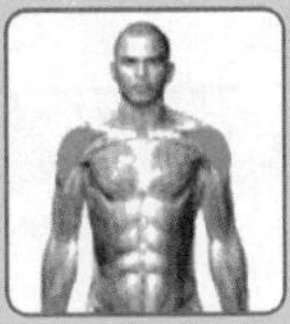

三角筋の背部によく効くトレーニングです。

1

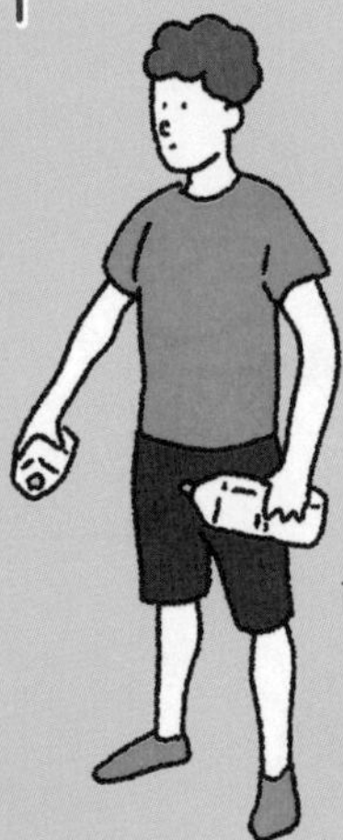

両足を肩幅くらいに開き，ペットボトルを両手にもって立つ。

2

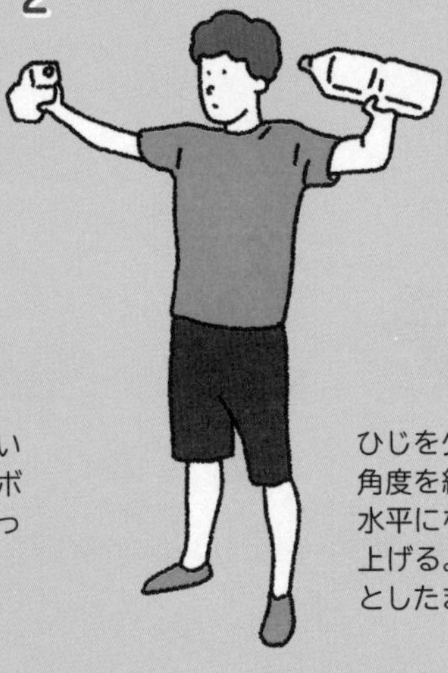

ひじを少し曲げたくらいの角度を維持しながら，腕を水平になるくらいまで持ち上げる。このとき，肩は落としたままにする。

シシースクワット

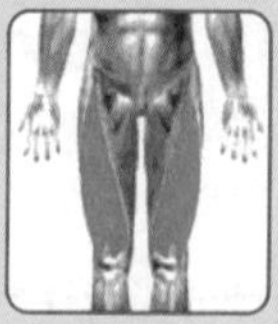

通常のスクワットよりも，大腿四頭筋を強く刺激することができるトレーニングです。

1

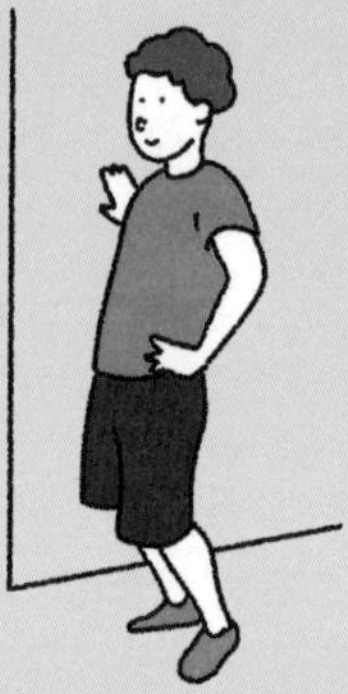

2

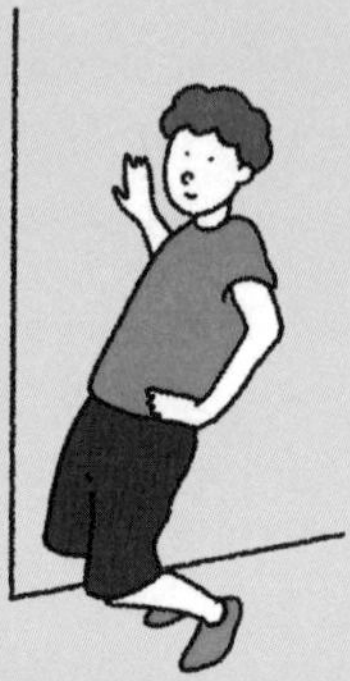

足を肩幅くらいに開き，片手を壁や柱などについてバランスをとる。ひざは軽く曲げておく。

腰を前に突きだしながら，ひざを曲げる。ひざをのばして，元の姿勢にもどる。

ハムストリングヒップリフト

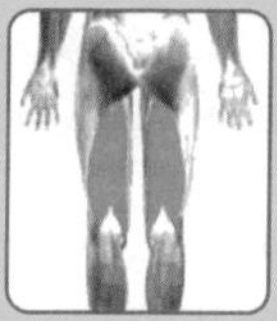

ハムストリングをきたえるトレーニングです。自重でハムストリングをきたえられる，数少ない種目です。

1

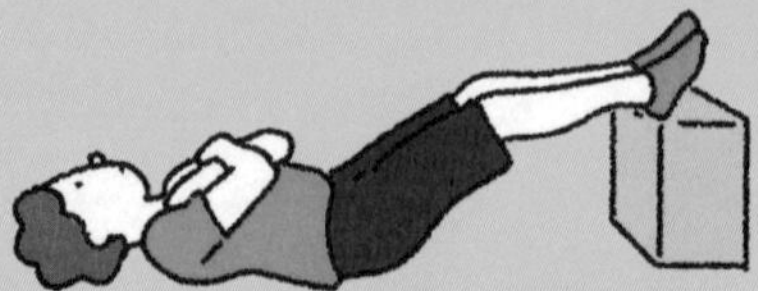

2

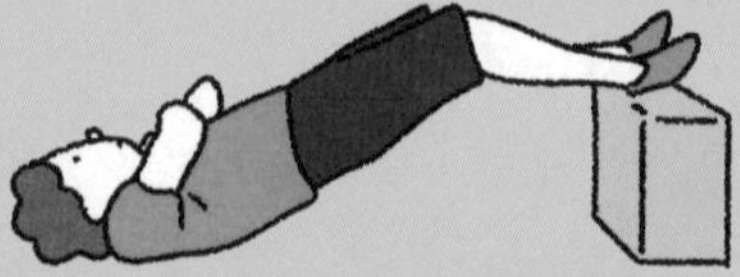

あおむけに寝て，両足のかかとを台の上に乗せる。両手を胸の前で組み，腰を少し反らしてお尻を少し浮かせる。

骨盤を後傾させながら上げる。骨盤を前傾させながら下ろす。

ブルガリアンスクワット

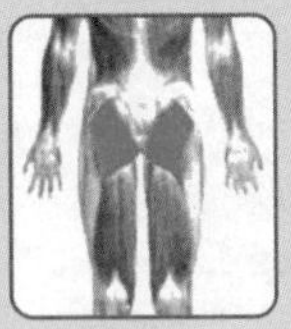

大殿筋を主にきたえるトレーニングです。片足立ちになることで負荷が大きくなり，大殿筋への刺激が強くなります。

1

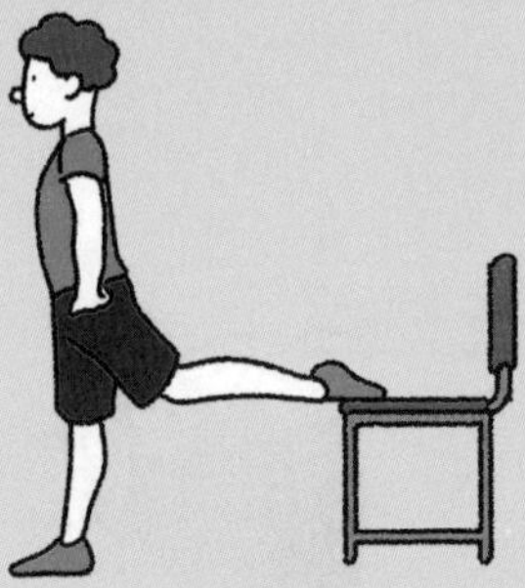

イスの前に立ち，片足をイスの上に置く。両足の前後幅は広めにする。両手は腰に当てる。

2

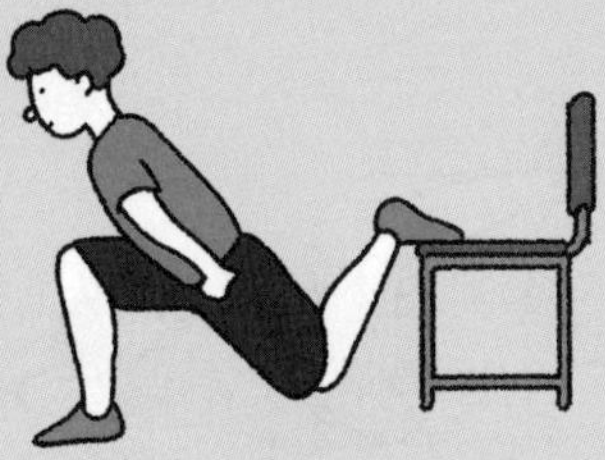

お尻をうしろに引きながら，お腹を太ももに近づけるように上体を大きく前傾させてしゃがむ。このとき，前側の足のひざを曲げることを意識するのではなく，お尻をうしろに引くことを意識しながら行う。しゃがんだあとは，元の姿勢にもどる。

片足カーフレイズ

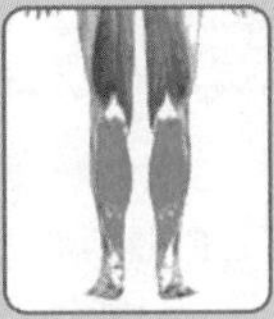

腓腹筋とヒラメ筋をきたえるトレーニングです。片足で行うトレーニングなので，大きな負荷がかかります。

1

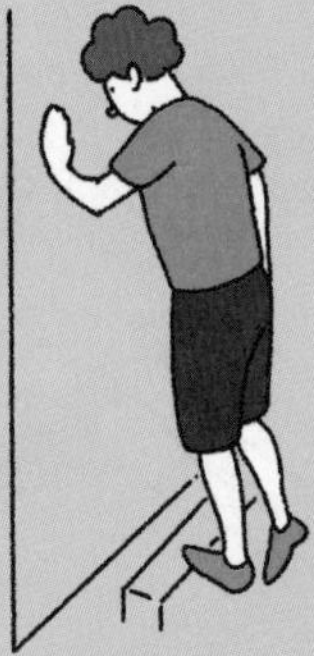

壁に手をつき，段差の上に片足のつま先を乗せ，ひざをのばして立つ。かかとを下げて，ふくらはぎをのばす。

2

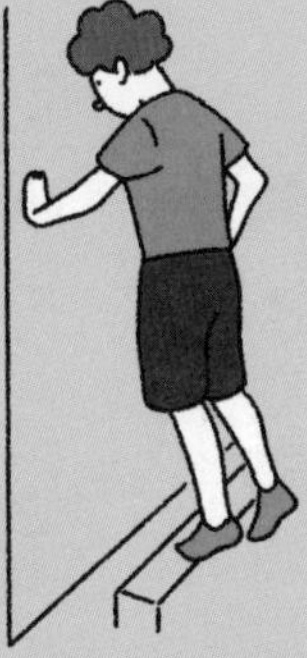

ひざをのばしたままかかとを上げて，つま先立ちの状態になる。ゆっくりと元の状態にもどる。

クランチ

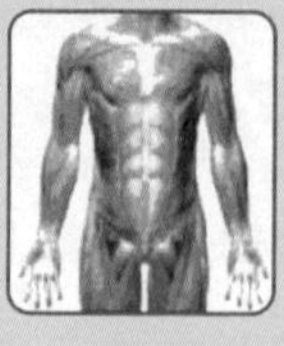

腹直筋をきたえるトレーニングです。股関節は動かさず，背中を丸める動きだけで上体を持ち上げます。

1

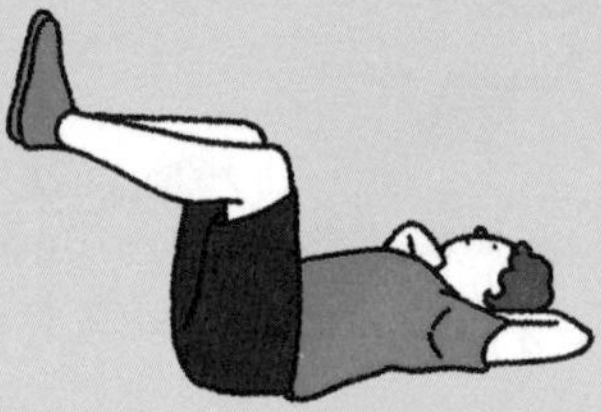

あおむけに寝て，両足をそろえ，ひざを直角に曲げて持ち上げる。

2

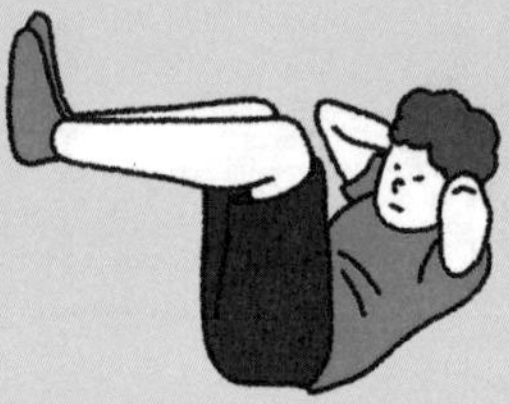

両手を頭のうしろに置き，背中を丸めて上体を持ち上げ，肩甲骨を浮かして数秒止める。ゆっくりと背中を床に下ろす。

ロシアンツイスト

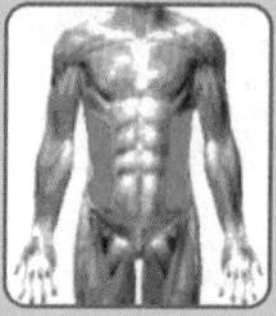

外腹斜筋と内腹斜筋をきたえるトレーニングです。ひねるときは，手ばかり動かすのではなく，体幹を大きくひねります。

1

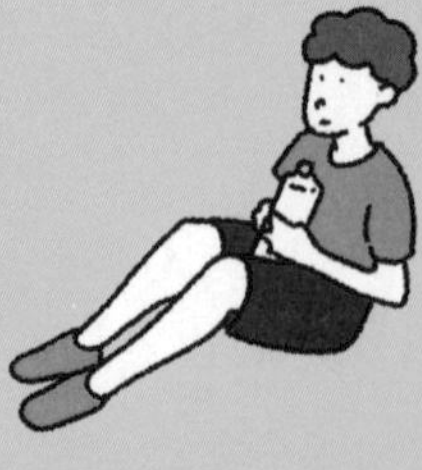

床に座り，ひざを軽く曲げて，足の裏は床につける。両手にはペットボトルをもつ。

2

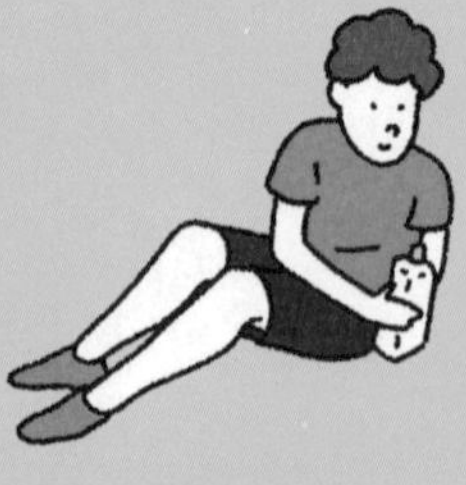

上体と足のバランスを取りながら，体幹部分を左側にひねり，中心部分にもどす。

3

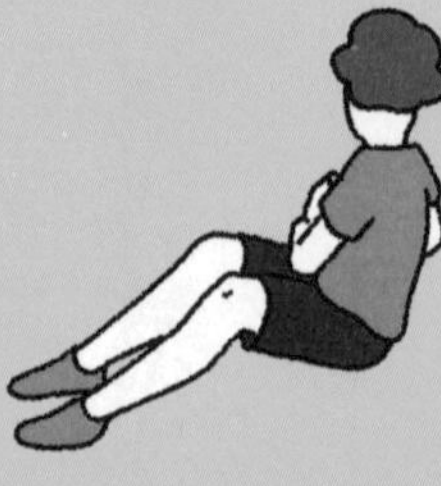

つづいて右側にもひねり，元の状態にもどる。手ばかり動かすのではなく，両肩のラインを大きく回転させて体幹をひねる。

サイドクランチ

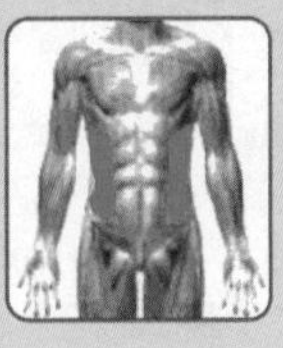

横腹にあり，胴体を横に曲げるまたはひねるはたらきをもつ，外腹斜筋と内腹斜筋をきたえるトレーニングです。手を脇腹に当てながら行うと，腹直筋の動きがわかりやすいです。

1

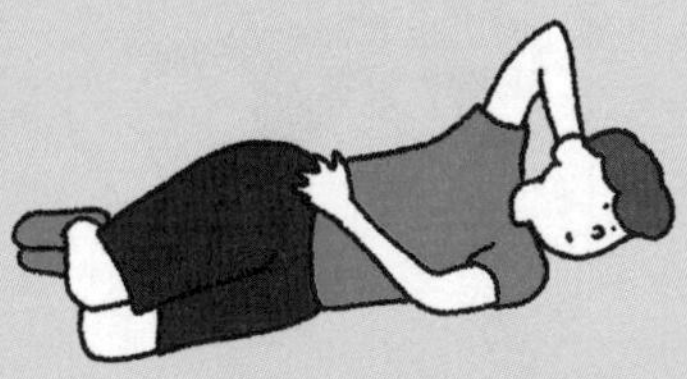

両足を曲げ，片方の手を頭のうしろに，もう片方の手を脇腹に当てて，横向きに寝そべる。

2

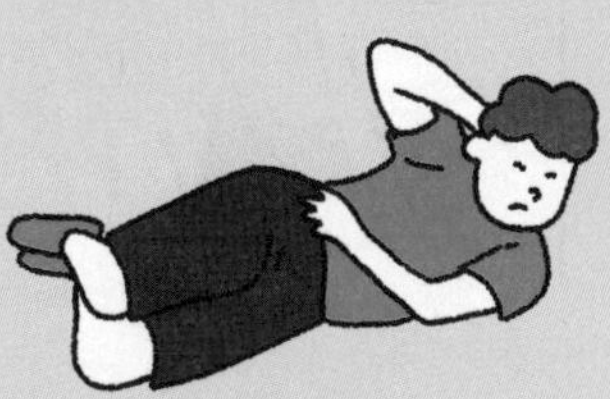

上側の脇腹をちぢめるように，上体を持ち上げる。ゆっくりと，上体を下ろす。

ダンベルニーレイズ

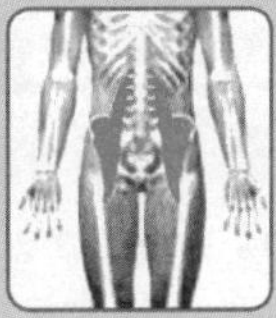

腸腰筋をきたえるトレーニングです。背中を丸める動きが生じないように胴体は固定して，足のつけ根の動きでひざを上げます。負荷が足りない場合は，手でひざを下に押しこみます。

1

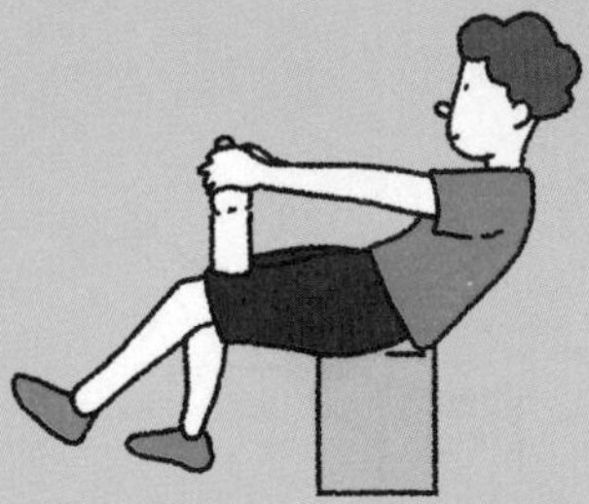

台の上に腰を下ろし，骨盤を寝かせた状態で上半身をうしろに傾ける。片方のひざの上に，ペットボトルを置く。

2

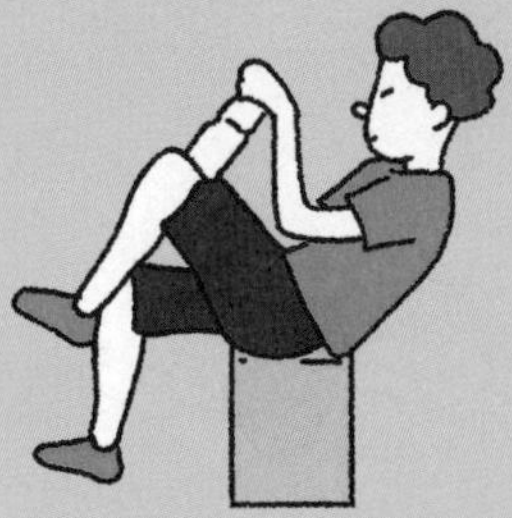

ペットボトルをひざで持ち上げるようにして，ゆっくりと上げていき，元にもどす。手は添えるだけで持ち上げる力は加えないようにする。

インバーテッドローイング

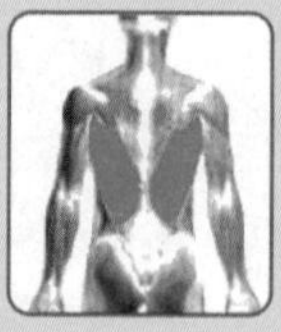

広背筋と大円筋を，主にきたえるトレーニングです。
僧帽筋や上腕二頭筋も，きたえられます。

1

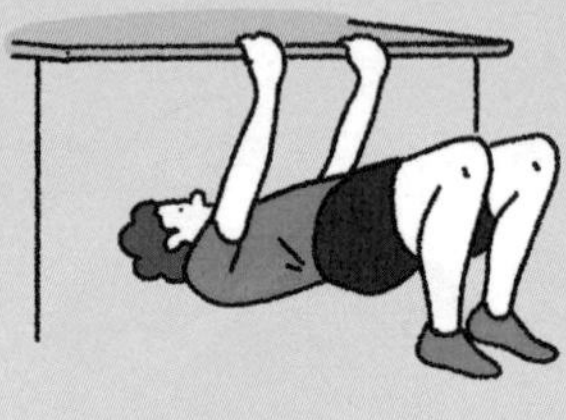

テーブルの下に上半身を入れ，ひざを曲げてあおむけになり，テーブルの端をもつ。手の幅は肩幅か少し広い程度にする。

2

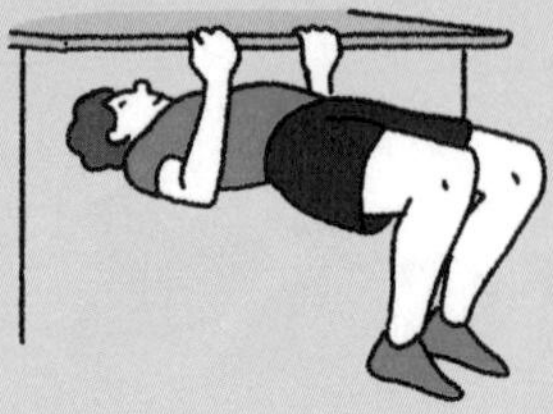

背中を反らして肩甲骨を寄せながら上体を上げる。手を胸ではなくお腹に近づけるように引いていく。

注：テーブルは，4本足で4隅を支えているもので，十分な強度があるものを使いましょう。

バックエクステンション

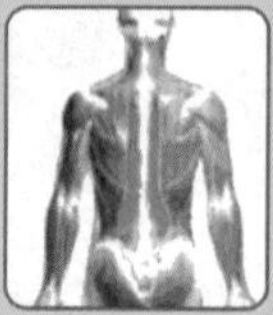

背中の中央に位置する，脊柱起立筋をきたえるトレーニングです。大きく動くために，台の上でトレーニングを行います。

1

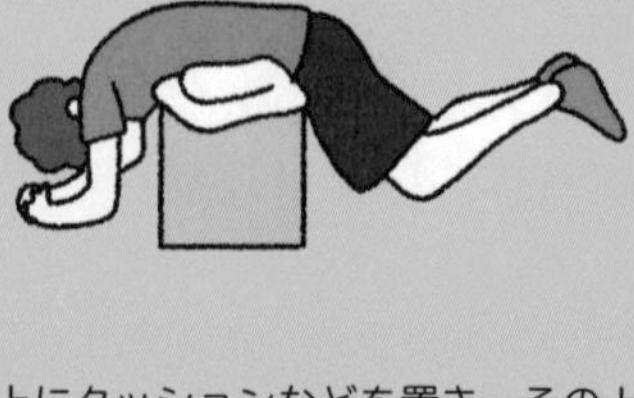

台の上にクッションなどを置き，その上にお腹を乗せて，体全体を丸める。

2

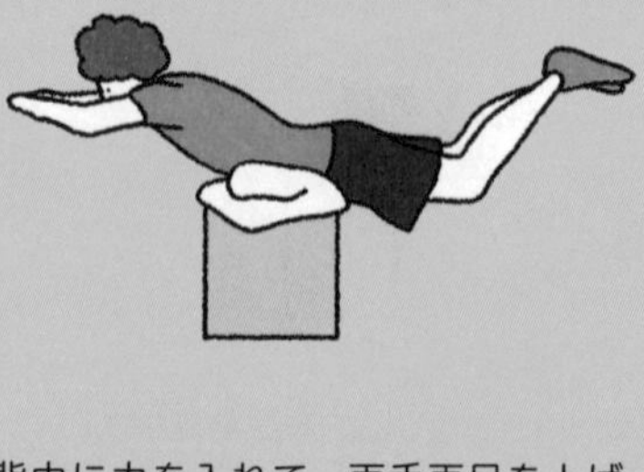

背中に力を入れて，両手両足を上げ，ゆっくりと下ろす。

プルアップ

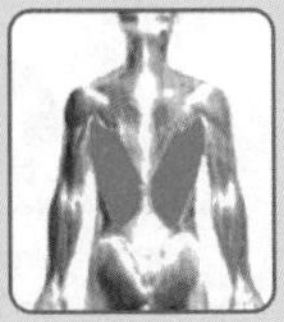

腕を引く動作のときに使う，広背筋と大円筋を主にきたえるトレーニングです。

1

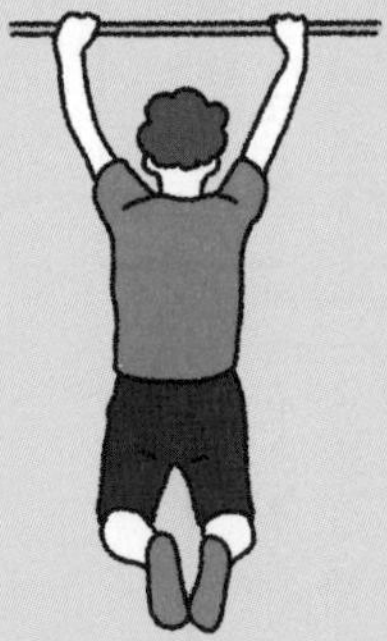

肩幅の1.5倍程度の幅に手を開き，バーにぶら下がる。ひじを軽く曲げる。

2

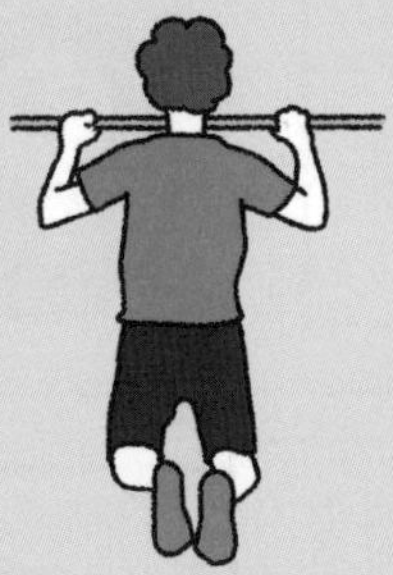

胸を張りながら，肩甲骨を引き寄せるようにして，体を上げる。このとき肩は落とし気味にして，反動を使わないように注意する。あごを無理にバーをこして上げようとするのではなく，しっかりと胸を張ることを意識する。ひじをのばし，体を下ろしていく。

リバースプッシュアップ

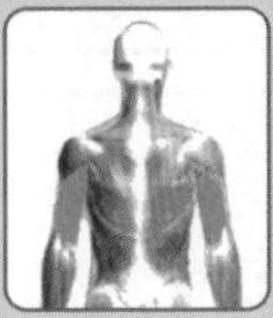

上腕三頭筋をきたえるトレーニングです。自重で，上腕三頭筋に負荷をあたえられます。

1

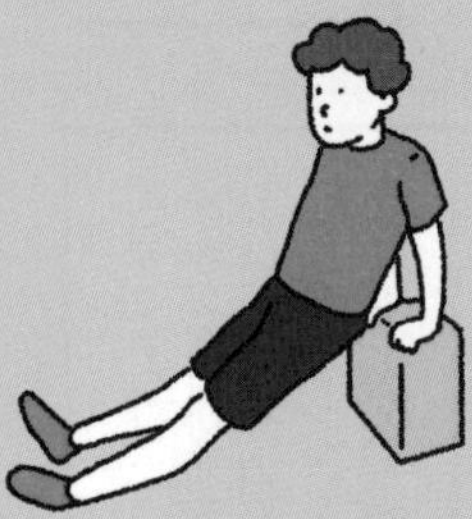

自分のうしろ側に置いた台の上に両手を置き，肩幅くらいに開く。両足はひざをのばしたままの姿勢を保つ。

2

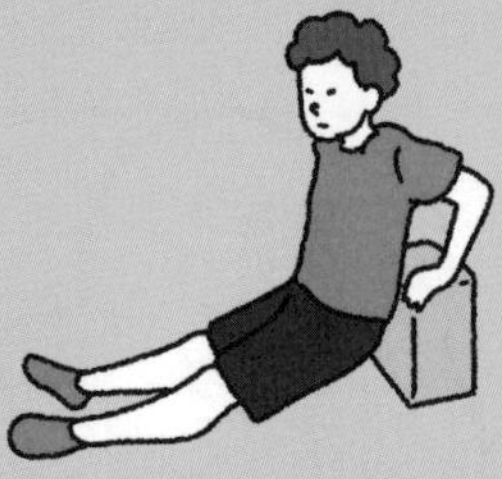

上体をまっすぐにおこしたままひじを曲げて，体全体を沈ませる。ゆっくりとひじをのばして，元の位置にもどる。

キューネ，ミオシンを発見

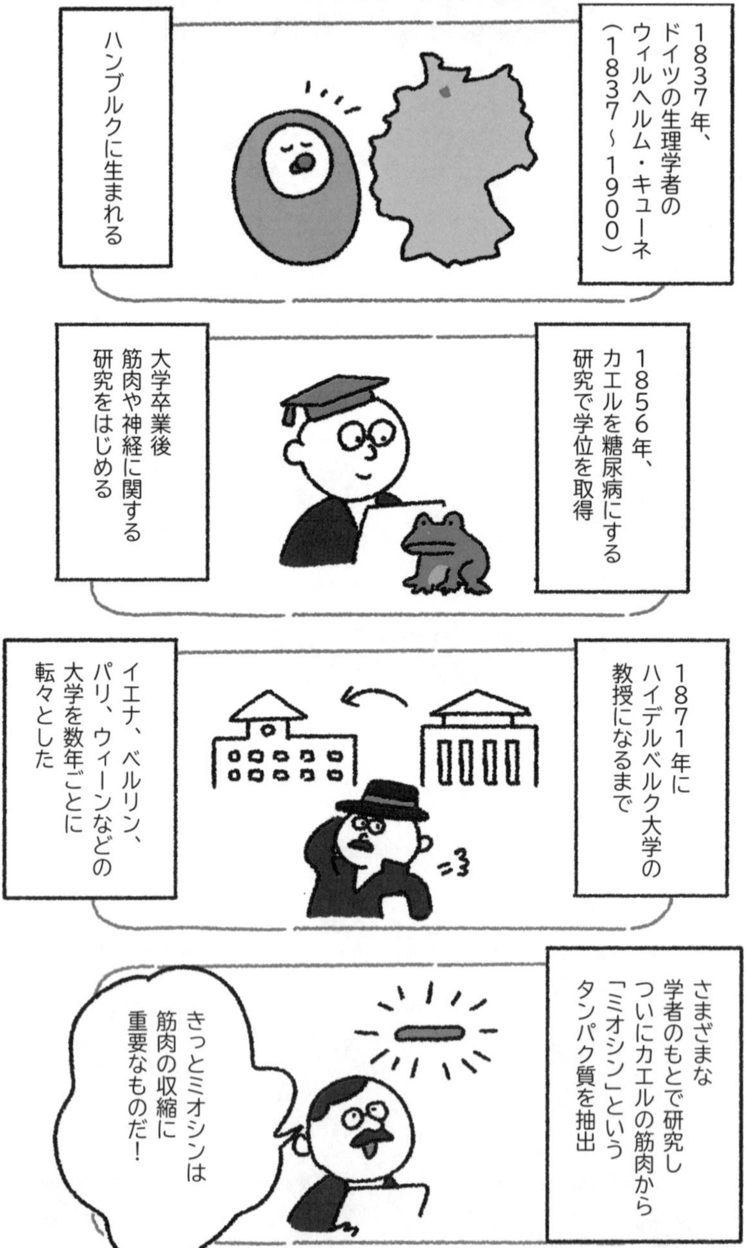

ことなる分野でも功績を残す

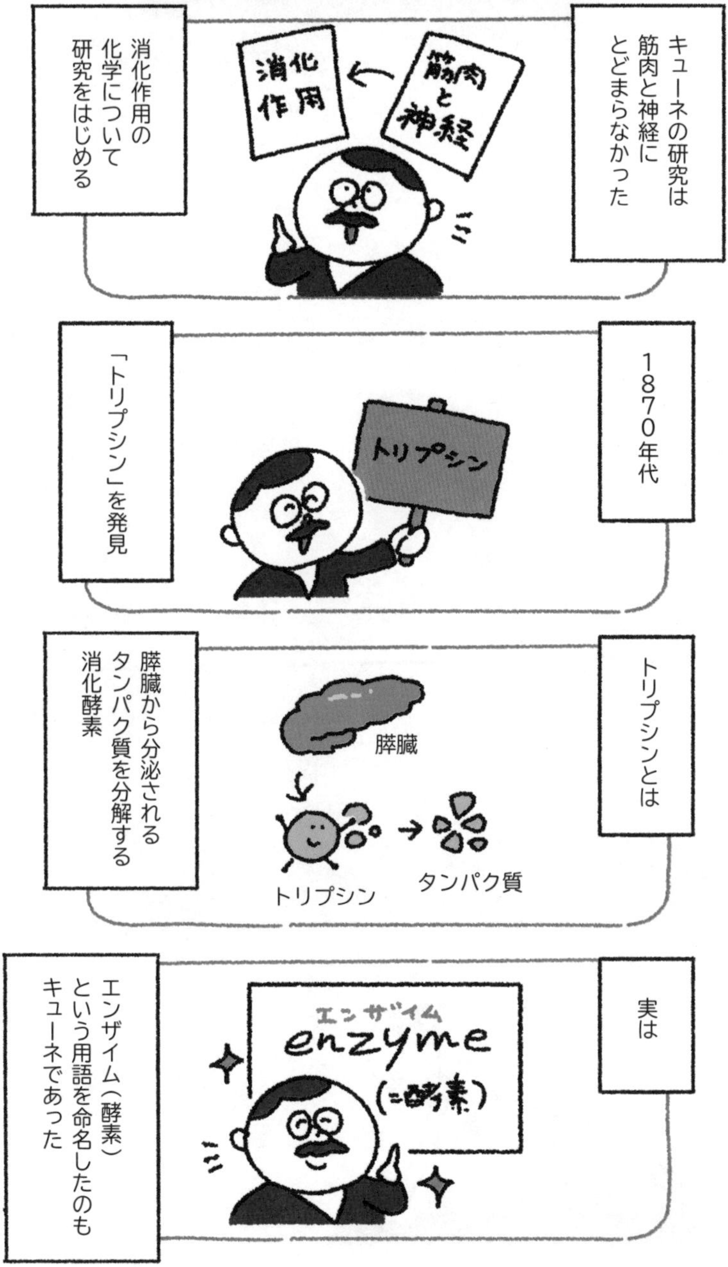

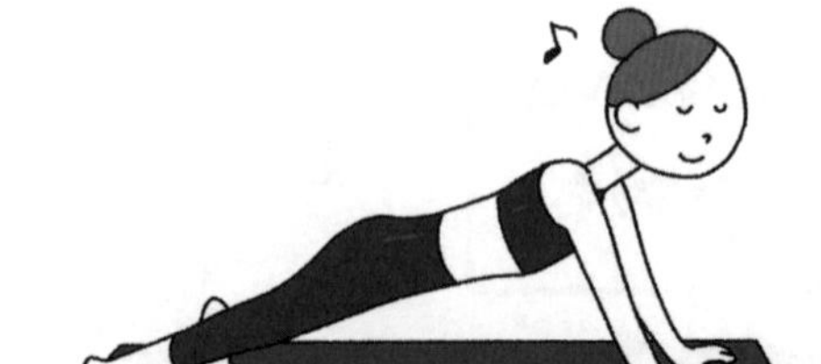

3. 筋肉の
お手入れ方法

筋肉は，全身の健康を維持するうえで，重要なはたらきをしてくれます。しっかりお手入れしましょう！　第3章では，筋肉と健康の関係や，筋肉の不調の解消方法，体をやわらかくするストレッチングの方法などをみていきましょう。

1 きたえた筋肉にご褒美！高タンパク質な食事

アミノ酸を材料に，筋肉のタンパク質が合成される

筋肉の量をふやすには，食事にも工夫が必要です。

食品に含まれる三大栄養素は，「タンパク質」「糖質」「脂質」です。筋肉は，タンパク質でできています。私たちが食べた食品のタンパク質は，「アミノ酸」へと分解されて吸収されます。そしてアミノ酸を材料にして，筋肉のタンパク質が合成されます。**つまり筋肉の量をふやしたければ，タンパク質が多く含まれる食品を，積極的に食べる必要があるのです。**

トレーニング後は，なるべく早く食事をとる

ただし糖質が不足すると，体はエネルギー不足をおぎなうために，脂肪や筋肉を分解してしまいます。また脂質は，「細胞膜」の材料となるなど，必須の栄養素です。つまり糖質や脂質も，きちんと食べる必要があります。

筋肉トレーニング中の筋肉の分解は，トレーニング開始の2～3時間前に食事をすることで，ある程度おさえられるといいます。一方，トレーニング終了から3時間程度は，筋肉の合成が活発になります。また，アミノ酸そのものが，筋肉の合成をうながします。**トレーニング後は，なるべく早く食事をとりましょう。**

タンパク質の消化と吸収

タンパク質は，アミノ酸が連なった分子です。イラストでは，食品に含まれていたタンパク質が，アミノ酸に分解されて，吸収されるまでの過程をえがきました。

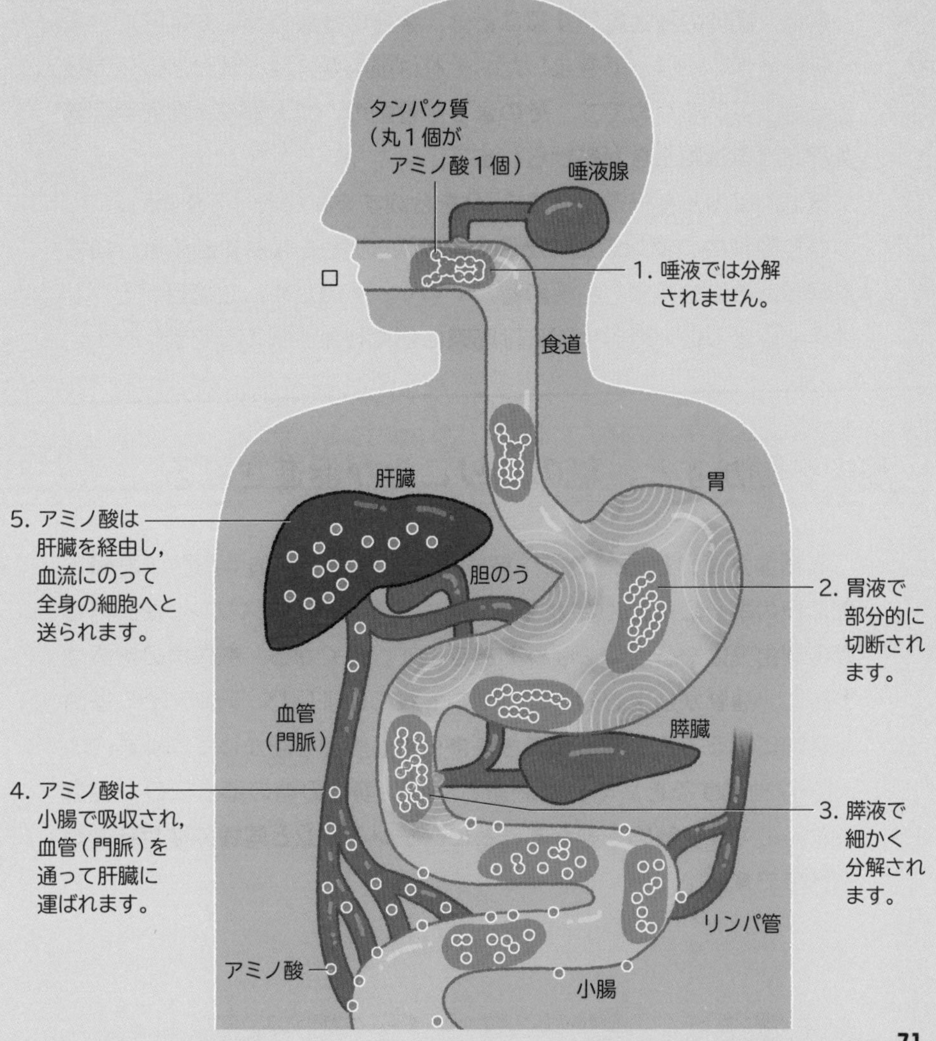

2 筋肉がつくと，糖尿病にもなりにくくなる

糖の大部分は，筋肉にたくわえられる

近年，筋肉の量を維持することは，全身の健康維持にも重要だと考えられるようになってきました。それは筋肉が，体を動かす以外の役割をもっているためです。**そのような役割の一つとして，血液中の糖を貯蔵するはたらきがあげられます。**

糖は，エネルギー源となるATPを合成する材料として使われます。しかし血液中の糖の濃度である「血糖値」が高くなりすぎると，血管がぼろぼろになるなどの悪影響がでます。そのため，血糖値が上がりすぎないように，糖の大部分は筋肉にたくわえられるのです[※1]。

筋肉を動かすと，糖の取りこみが促進される

血糖値が高い状態がつづく糖尿病（2型）は，筋肉や脂肪や肝臓などに糖の取りこみをうながすホルモンである「インスリン」が，何らかの理由ではたらかなくなっておきます。古くから，糖尿病の治療や予防に，運動が効果をもつことが知られていました。近年，その理由が筋肉にあることが明らかにされました。筋肉を動かして筋線維内のATPが枯渇すると，それが刺激となり，筋肉の糖の取りこみが促進されるのです。**筋肉を動かすことに，インスリンと同様のはたらきがあるのです。**

※1：筋肉量が低下すると，血糖値の調整機能が低下することが知られています。

糖が筋肉に取りこまれる

食事で取りこんだ糖が，小腸で吸収され，筋肉に貯蔵されるまでの道のりをえがきました。

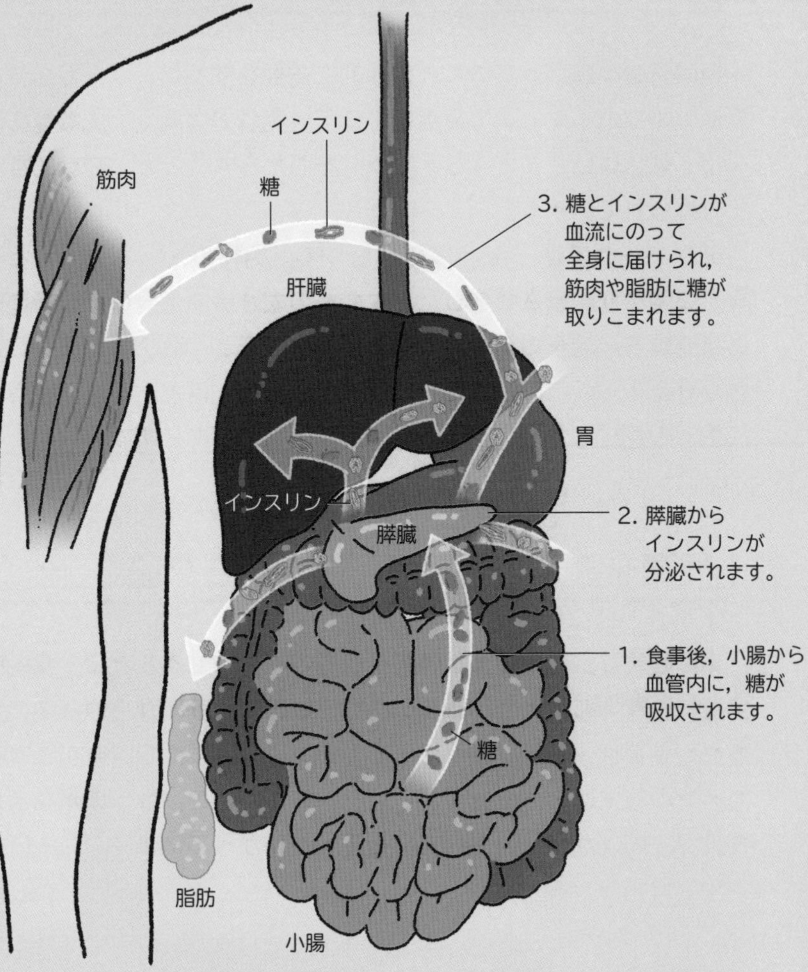

注：体の正面から見ると，膵臓は胃のうしろにあります。イラストでは，
わかりやすくするために，膵臓をいちばん手前にえがいています。

3 筋肉が多い人は，死亡率が低いという統計も

太ももが細い人ほど，死亡率が高い

糖尿病の改善だけでなく，定期的に運動をすることは，がんや心疾患やアルツハイマー病の発症率の低下，免疫力の向上，脳機能の改善など，体全体にさまざまなメリットをもたらすことが，統計的な調査で認められています。

デンマークでは，12年間にわたって，男性の太ももの太さと死亡率との関係が調査されました。太ももの太さは，全身の筋肉量の指標となります。調査の結果，太ももが細い人ほど，死亡率が高いことがわかりました。このほかにも，筋肉量が多い人ほど，呼吸器疾患や心疾患での死亡率が低いといった調査結果などもあります。

数十種類をこえる物質が，筋肉から分泌

実は筋肉は，さまざまな物質を血液中に分泌することで，積極的に全身に影響をあたえているといわれています。筋肉から血液中に分泌される物質は，総称して「マイオカイン」とよばれています。マイオカインの効果は十分には解明されていないものの，数十種類をこえる物質が，筋肉から分泌されていることがわかっています。

定期的な運動のススメ

筋肉の量を維持することは，全身の健康維持につながります。
定期的な運動を，つづけましょう。

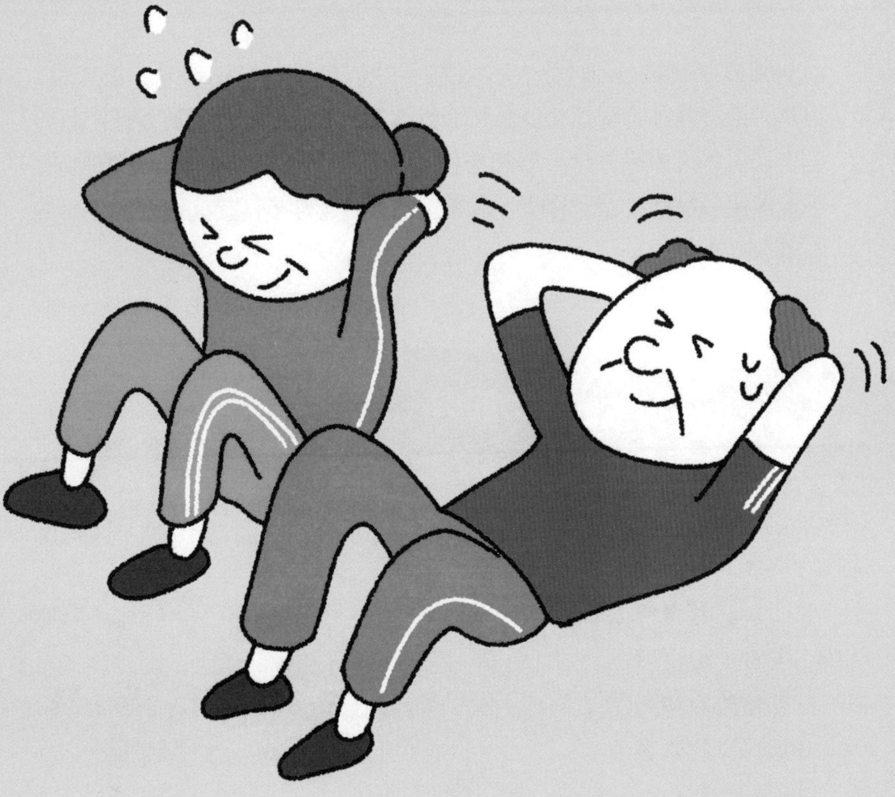

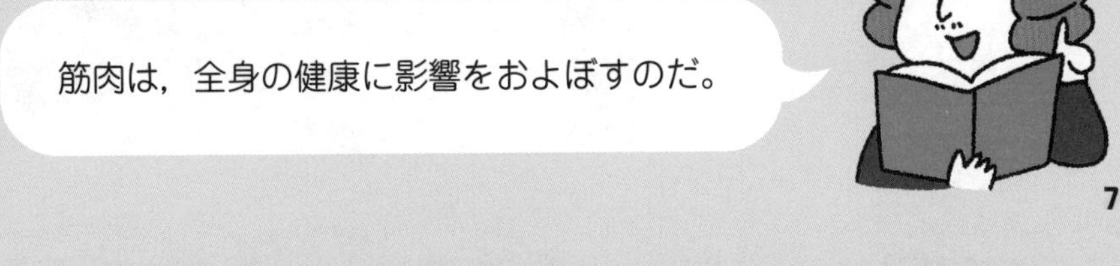

4 年をとったら，筋肉の減少に要注意

筋肉は，速筋からおとろえていく

筋肉の老化は，30代～40代からはじまるといいます。筋肉は，日常的に合成と分解がくりかえされることで，その量と質が保たれています。筋肉の合成は，筋肉を使うことで促進されます。**そのため，筋肉を使わなければ，分解される割合が多くなり，筋肉量が減少しやすくなります。**

若者の筋肉と，高齢者の筋肉

若者と高齢者の，筋肉の断面のイメージをえがきました。若者の筋肉は，筋線維の密度が高く，筋線維自体も太いです(A)。高齢者の筋肉は，筋線維が細く，とくに速筋線維がおとろえています(B)。

A. 若者の筋肉

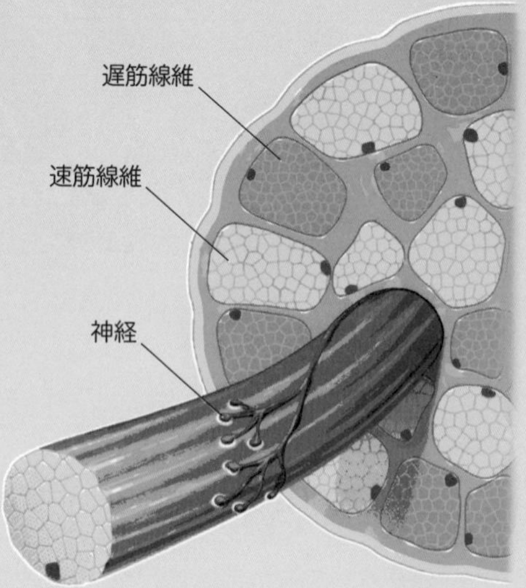

人は加齢にともない，はげしい運動をさけるようになり，日常的に遅筋を使う割合の方が多くなります。その結果，筋肉は速筋から徐々におとろえていきます。日常的にさまざまな動きをして，速筋と遅筋の両方の筋肉が減らないように保つことが大切です。

生命の維持に欠かせない機能の低下につながる

筋肉には，体を動かす役割だけではなく，筋肉の発熱によって体温を維持する役割や，飢餓状態におちいった際に，筋肉を分解することで細胞にエネルギーを供給する役割もあります。**老化によって筋力がおとろえ，生活に支障がでる状態になると，こういった生命の維持に欠かせない機能の低下にもつながってしまいます。**

B. 高齢者の筋肉

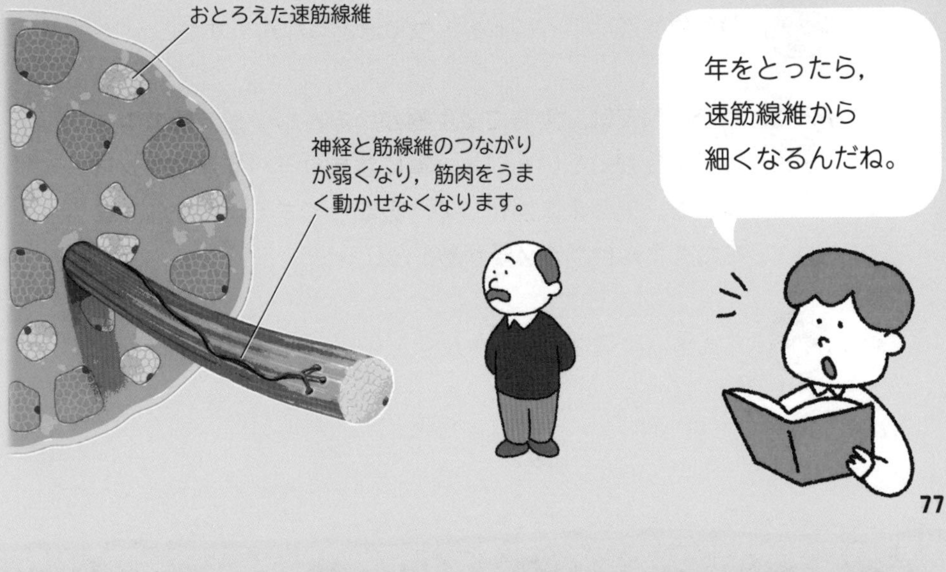

博士！
教えて!!

草食なのに筋肉ムキムキ？

博士，ウシやウマは，草しか食べないですよね。それなのに，なんであんなに筋肉ムキムキなんですか？

ふむ。まずはウシからじゃ。ウシは，胃の中に大量の微生物を飼っておっての，その微生物が草からタンパク質をたくさんつくってくれるんじゃ。そしてウシは，微生物ごとタンパク質を消化して，吸収しているんじゃ。

へぇ〜。

タンパク質だけじゃないぞ。微生物は，さまざまな栄養素を，草からつくってくれるんじゃ。

微生物すごい！　じゃぁ，ウマはどうなんですか。

うむ。ウマは，大腸に微生物がいるんじゃが，胃の中には微生物がいないんじゃ。草に含まれるわずかなタンパク質を，そのまま消化して，吸収しておる。だから，草をたくさん食べる必要があるんじゃ。

へぇ〜。ウマは，たいへんなんだ〜。

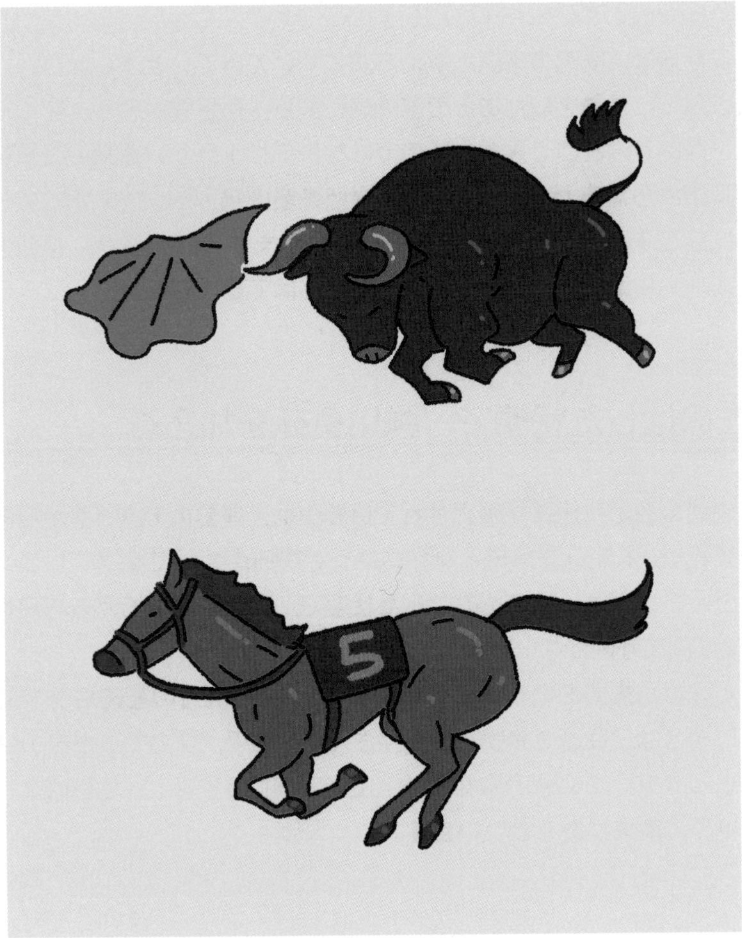

5 筋肉痛を防ぐなら，運動前日までに準備する

運動の24 ～ 72時間後が，痛みのピーク

ここからは，筋肉の不調の解消方法についてみていきましょう。

久しぶりに運動をしたあとで筋肉痛になり，何日間も痛みに苦しんだことがある，という人もいるのではないでしょうか。**運動後，しばらくしてから痛みだす筋肉痛は，「遅発性筋肉痛」といいます。**運動の24 ～ 72時間後に，痛みがピークに達します。筋肉痛は，運動の直前にストレッチングをしても，防ぐことはできません。

筋肉をのばした状態で，強い負荷を加える

筋肉痛の予防に効果が確認されているのは，運動の1週間前から前日まで行う，「プレコンディショニング（事前調整）」です。プレコンディショニングは，筋肉をのばした状態で，強い負荷を加える等尺性の運動（関節が動かない運動）を，数回行うだけです。

たとえば，太ももの前の部分にある「大腿四頭筋」の筋肉痛を予防したい場合は，ひざを曲げ，足を押さえた状態で，全力でひざをのばそうとします。このような運動を前日に，1回5秒ほど，2回以上行うだけで，効果があるといいます。

プレコンディショニングの例

大腿四頭筋の筋肉痛を予防するために，有効な運動の例をえがきました。

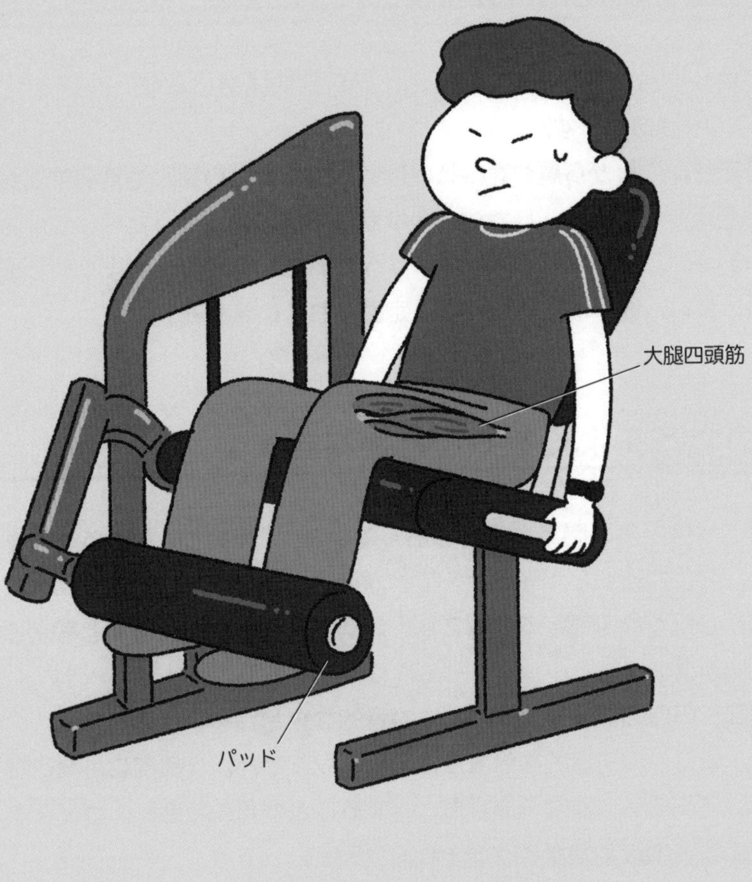

注：器機の負荷の設定を大きくして，全力でもパッドが動かないようにして行います。
この運動のように，①膝関節が90°以上に屈曲している，②ひざの角度が変わらない（等尺性運動），③全力を出している，という条件をみたす運動が，筋肉痛対策に有効です。

6 肩こりには，ウォーキングがいい

肩こりは，明確には定義されていない

子供からお年寄りまで，多くの人が日常的に感じる筋肉の不調に，「肩こり」があります。

肩こりは，首から肩や背中にかけて，主にかたい感じや重い感じがする症状のことです。しかしこのほかにも，筋肉が張った感じや疲労感，不快感，鈍痛などの症状が，すべて肩こりと表現されます。つまり肩こりは，医学的に明確には，定義されていません。

筋肉の血行をよくすることが有効

肩こりは，肩の関節を広くおおっている，「僧帽筋《そうぼうきん》」という筋肉を中心に発症することが多いようです。局所的に筋肉の血行が悪くなり，筋肉がかたくなることで，肩こりの症状を感じるようになると考えられています。

肩こりの原因は多様で，しかも複合的な場合が多いようです。このため，肩こりの決定的な治療法はまだありません。**一般的に，肩こりを軽くするには，筋肉の血行をよくすることが有効であり，ウォーキングなどの全身運動がよいとされています。**

肩こりに関係する主な筋肉

肩こりに関係している，主な筋肉をえがきました。肩こりは，肩の周囲にある筋肉の血行が悪くなり，筋肉がかたくなることでおきると考えられています。

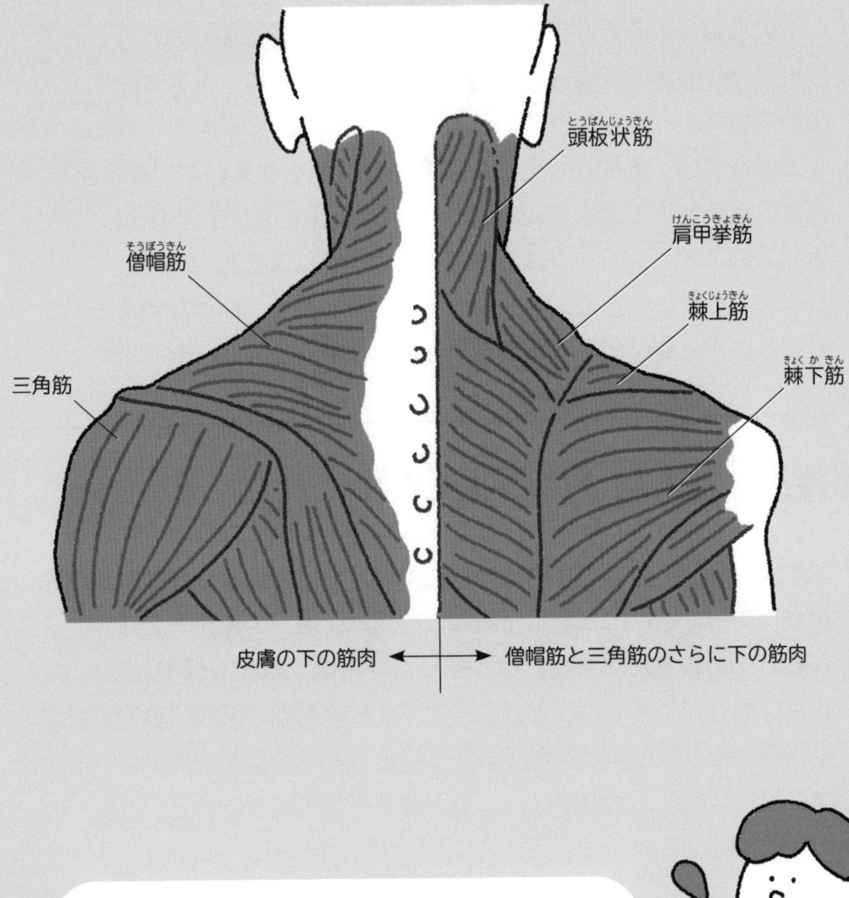

肩こりに関係している筋肉は，広い範囲にたくさんあるんだね。

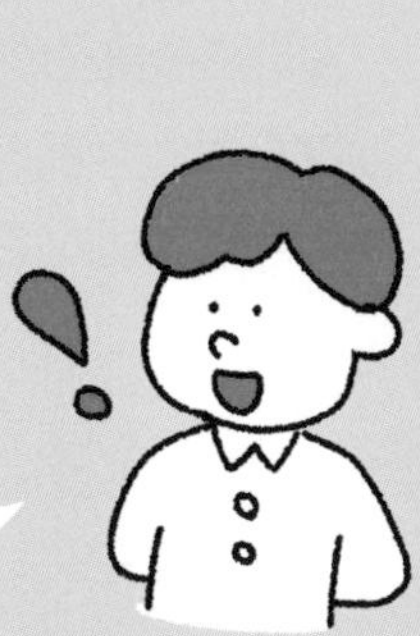

7 肉ばなれは，元のとおりには治りにくい

筋肉の反射的な，急激な収縮でおきる

筋肉を構成する筋線維の一部が，自分自身の筋力で切れてしまうけがを，「肉ばなれ」といいます。肉ばなれは，ふくらはぎや太ももの裏側などでよく発生します。

肉ばなれは，筋肉が反射的に，急激な収縮をすることでおきます。筋肉の柔軟性の不足も，肉ばなれがおきる原因となります。このため，運動前のストレッチングは，肉ばなれの予防にある程度有効と考えられます。しかし一方で，ストレッチングをしても，肉ばなれを予防することはできないという研究結果もあります。

休養と，地道なリハビリが重要

肉ばなれは，元の通りには治りにくい，やっかいなけがです。筋線維が再生しても，けがをした場所の筋力は，ほかの部分とのバランスがとれていません。また，けがをした場所は柔軟性が低下していて，正常な動きができないことがあります。**その結果，筋肉に負担がかかり，ふたたび肉ばなれをおこしやすいとされています。**肉ばなれを治すには，休養と，地道なリハビリが重要となります。

肉ばなれの発生

肉ばなれがおきた人のイメージをえがきました。肉ばなれがおきたら，患部を安静にして（Rest），氷などで冷やし（Icing），包帯などで圧迫して（Compression），高い位置に置きます（Elevation）。この応急処置を，「RICE処置」といいます。

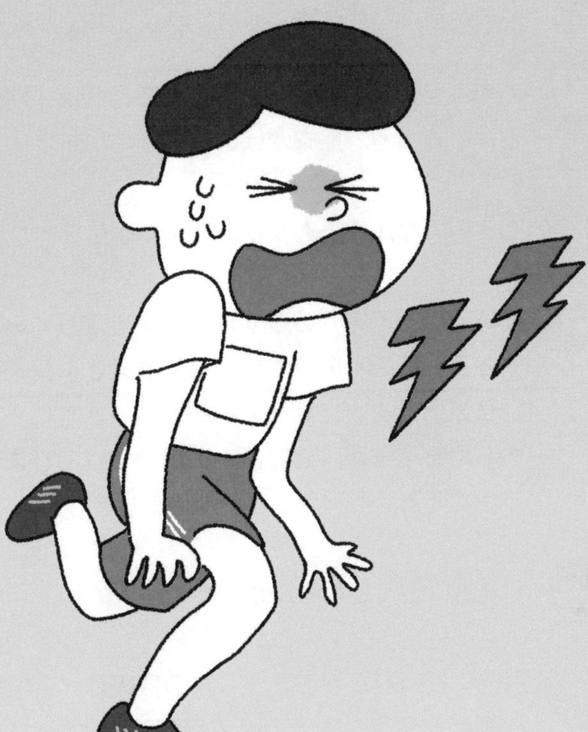

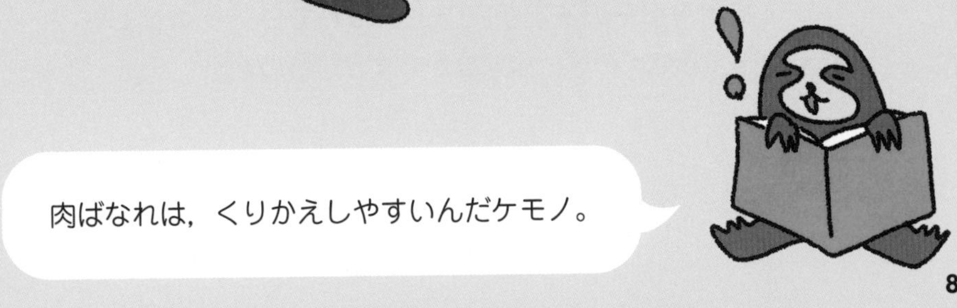

博士！
教えて!!

足がつるって何？

博士，この前寝てたら，足の裏が突然つって，すごく痛かったです。足がつるって，どういうことなんですか？

ふむ。足の裏やふくらはぎがつる症状は，「筋けいれん」というんじゃ。筋肉がけいれんした状態じゃな。

へぇ〜。なんで筋肉がけいれんするんですか？

筋肉には，筋肉がのびすぎないようなしくみがそなわっておる。筋肉がのびすぎを感知すると，筋肉をちぢめる信号が出るようになっているんじゃ。ところが，筋肉をちぢめる信号が，必要以上に出つづけてしまうことがある。すると，筋肉がけいれんしてしまうんじゃ。

じゃぁ，どうしたらふせげますか？

筋肉にけいれんがおきてしまう原因は，よくわかっておらん。水分やミネラルの不足が原因といわれていたり，エネルギーの不足が原因といわれていたりするようじゃ。ふせぐのは，なかなかむずかしいのぉ。

へぇ。

筋けいれんの状態

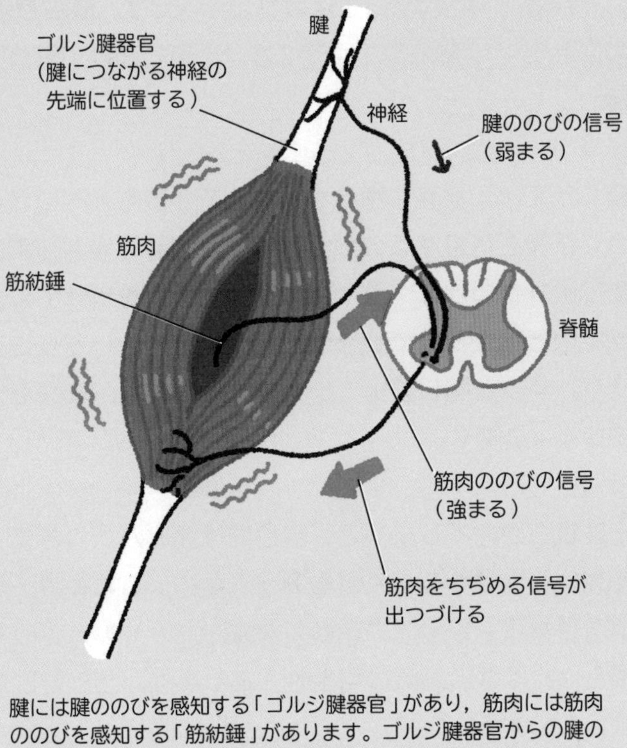

腱には腱ののびを感知する「ゴルジ腱器官」があり，筋肉には筋肉ののびを感知する「筋紡錘」があります。ゴルジ腱器官からの腱ののびの信号が弱まり，筋紡錘からの筋肉ののびの信号が強まると，脊髄から筋肉をちぢめる信号が出つづけてしまい，筋けいれんの状態になります。

寝ちがえ

眠る前はなんともなかったのに，目が覚めたらなぜか首が痛くて動かせない！ という経験をしたことはないでしょうか。それは，「寝ちがえ」とよばれる症状です。**寝ちがえると，顔の向きを少し変えるだけで，首から肩にかけて激痛が走ります。**

寝ちがえは，検査や画像を撮影しても異常がみつからないため，原因を特定するのが困難です。**多くの場合，不自然な姿勢で眠りつづけて，首や肩の筋肉に負担をかけてしまうことが原因と考えられています。**前の日に，久しぶりに運動をしたり，ずっと同じ姿勢でいたりすることも，寝ちがえの原因になるようです。

一度寝ちがえてしまうと，数日間は痛みがつづきます。**痛みが強いときはなるべく首を動かさないようにして，痛みがひいてきたら，少しずつ動かします。**痛みや動きが改善しない場合は，ほかの病気の可能性もあります。ぜひ整形外科を受診しましょう。

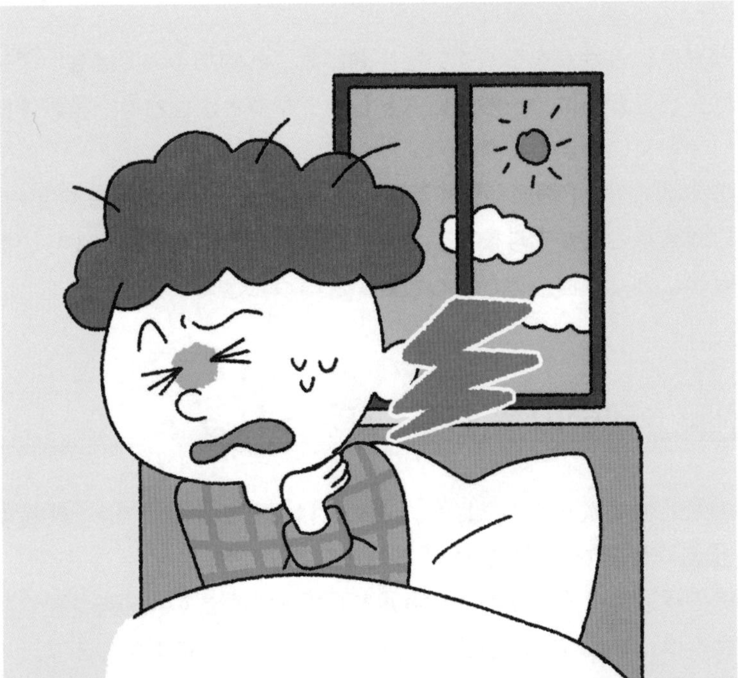

8 筋肉をのばして，しなやかな体になろう

体の柔軟性は，関節しだい

体がかたいとけがをしやすいと，聞いたことがあるのではないでしょうか。ここからは，一般的にストレッチングとよばれる，柔軟体操についてみていきましょう。

体の柔軟性は，「関節が動く範囲の広さ」と，「関節の動きやすさ」に置きかえることができます。つまり，関節が広い範囲に，少ない抵抗で簡単に動くほど，体がやわらかいということです。

筋肉や腱や靭帯の特性は，変えられる

体の柔軟性を決める要素は，大きく分けて三つあります。「関節の構造」「筋肉や腱や靭帯の特性」「神経の制御」です。

関節の構造は，関節が動ける範囲の限界を決めます。筋肉や腱や靭帯の特性は，関節が動ける範囲や関節の動きやすさに影響します。そして，神経の制御は，筋肉がひっぱりに対して抵抗する力の強さを決めます。

関節の構造は変えられないものの，筋肉や腱や靭帯の特性や，神経の制御は，トレーニングで変えることができます。

柔軟性を決める三つの要素

体の柔軟性を決める，三つの要素をえがきました。

1. 関節の構造

関節の構造は，関節が動ける範囲の限界を決めます。トレーニングで，変えることはできません。

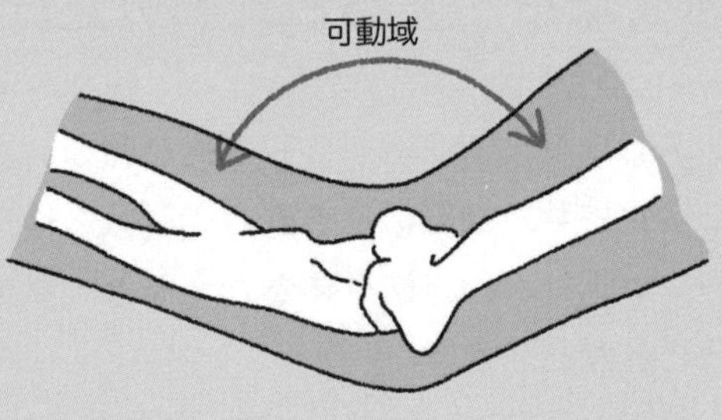

2. 筋肉や腱や靭帯の特性

筋肉や腱や靭帯の特性は，関節が動ける範囲や関節の動きやすさに影響します。トレーニングで，変えることができます。

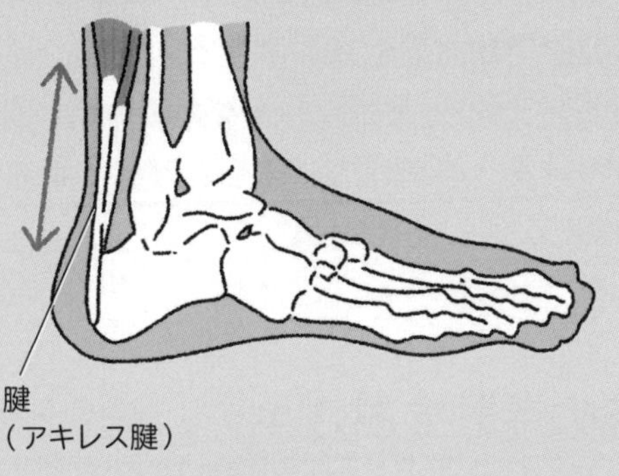

3. 神経の制御

神経の制御は，筋肉がのびちぢみできる範囲や強さを決めます。トレーニングで，変えることができます。

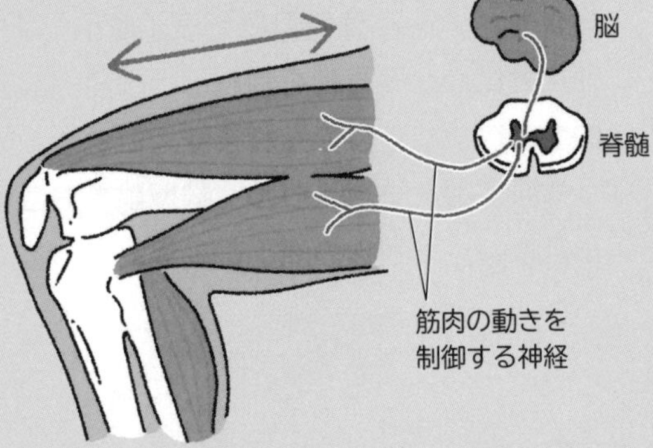

9 ストレッチングは，まずは反動をつけない方法で

方法をまちがえると，柔軟性向上をさまたげる

ストレッチングは，くりかえし行うことで，筋肉や腱や靱帯の特性を変化させ，神経による動きの制限もゆるめてくれます。しかし，ストレッチングの方法をまちがえると，柔軟性の向上をさまたげてしまうことがあります。

筋肉と腱には，それぞれにのびを感知するセンサーがついています。**ストレッチングをするときに，反動をつけたり無理にひっぱったりして筋肉を急激に引きのばすと，筋肉ののびを感知する「筋紡錘」というセンサーが，筋断裂を防ぐための緊急安全装置としてはたらきます。**その結果，筋肉がのびる長さが強く制限されてしまいます。これを，「伸張反射」といいます。

筋肉の活動をおさえて，のびやすくする

ストレッチングをするときには，静かにゆっくりと筋肉や腱をのばします。すると腱ののびを感知する「ゴルジ腱器官」というセンサーが，腱にかかる負担をやわらげようとして，筋肉の活動をおさえて筋肉をのびやすくしてくれます。これを，「ゴルジ腱反射」といいます。

伸張反射を防ぎ，ゴルジ腱反射をおこすようなストレッチングを行うことが，柔軟性の向上に効果的なのです。

適切でないストレッチング

イラストのように強い力でひっぱったり，反動をつけたりしてストレッチングを行うと，筋肉が急激に引きのばされます。すると，筋肉ののびを感知する筋紡錘というセンサーのはたらきで，筋肉がのびる長さが強く制限されてしまいます（伸張反射）。

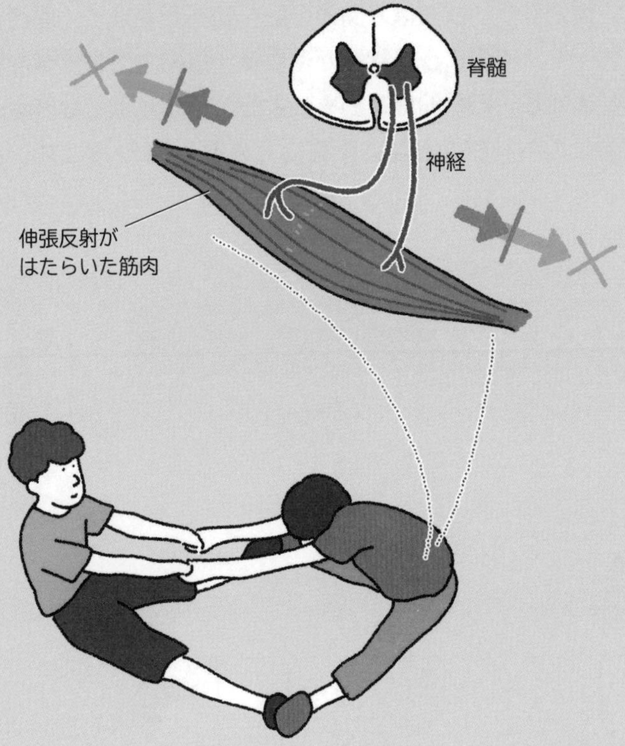

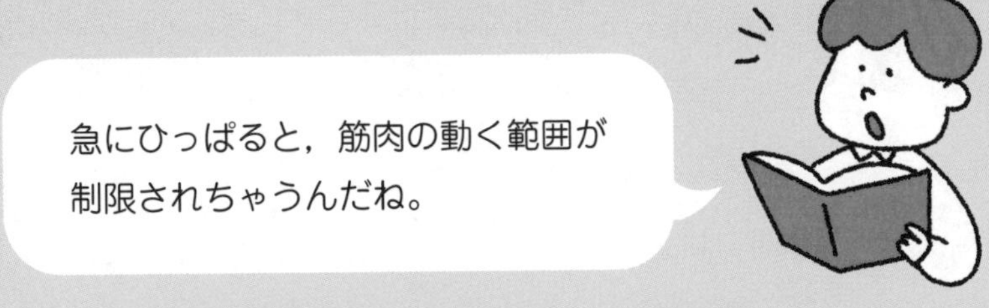

10 こんなにある！　今すぐできるストレッチング

18種類のストレッチングの方法を紹介

90ページから93ページにかけて，ストレッチングについて紹介しました。体がかたい状態は，関節の動く範囲がせまく，関節が動きにくい状態です。**そのような状態が進むと，日常生活に支障をきたすこともありますし，積極的に運動をしようという意欲もなくなってしまいます。**このページからは，手軽にできる，18種類のストレッチン

大殿筋のストレッチ

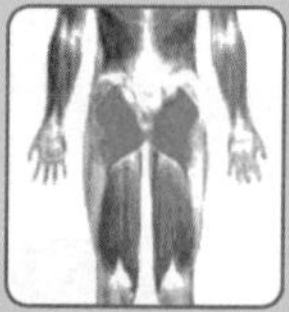

お尻の表層に位置し，股関節（足のつけ根）を動かす，大殿筋をのばすストレッチです。

1

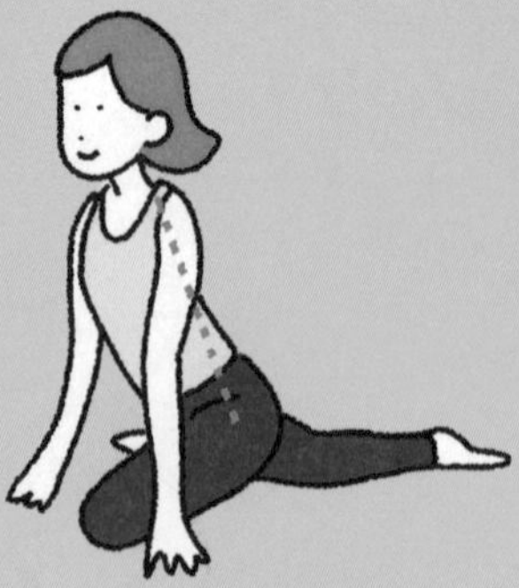

床に座り，片足を前に出してあぐらのような状態にし，もう片方の足をうしろ側にのばす。前足側に，体重をかける。

2

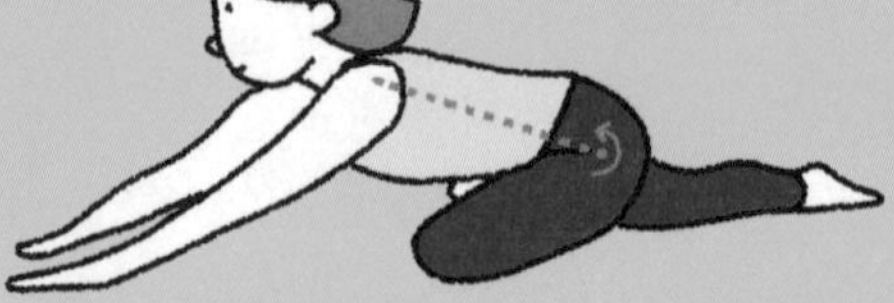

背筋をまっすぐのばし，胸をできるだけ張りながら，上半身を前に倒す。背中を丸めるのではなく，足のつけ根から倒す。

グの方法を紹介しましょう。

「イタ気持ちいい」程度まで，のばす

紹介するストレッチングは，1種目あたり3セットを目安に行ってみてください。1セットは，15～30秒程度です。静かにゆっくりと筋肉や腱をのばしていき，「イタ気持ちいい」と感じる程度までのばします。

アメリカスポーツ医学会のガイドラインによると，ストレッチングは，最低でも週に2～3日は行った方がいいとされています。毎日行っても問題はなく，週に5～7日行うことが推奨されています。けがに気をつけて，無理のない範囲で，行ってみてください。

股関節外旋筋群のストレッチ

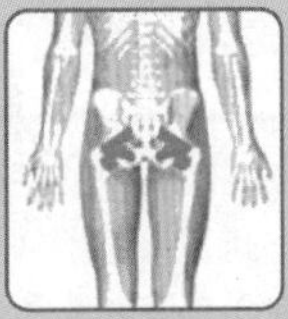

お尻の深部にあり，股関節を外側にひねるはたらきをする，股関節外旋筋群をのばすストレッチです。

1

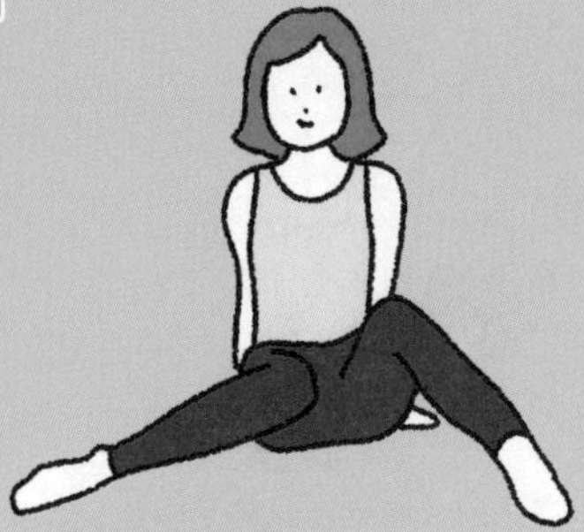

ひざを立てた状態で座り，
片方のひざを内側に向かって倒す。

2

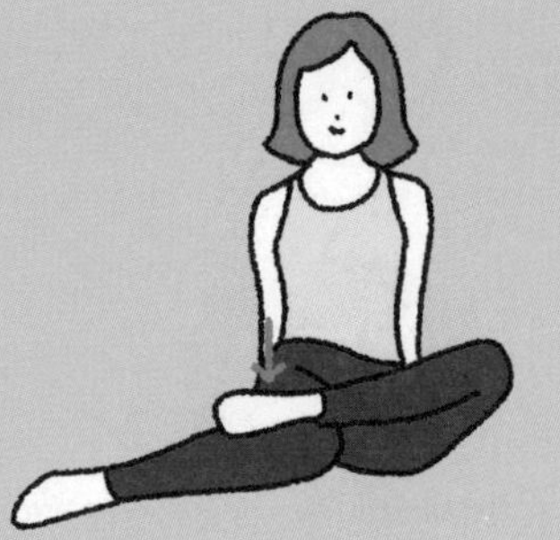

内側に倒したひざの上に，もう片方の足を乗せて上からおさえるようにして，太ももを内側にひねっていく。このとき，ひざを内側に倒している側のお尻が，浮かないようにする。

ハムストリングのストレッチ

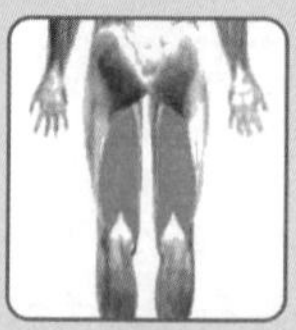

太ももの裏側にあり，ひざを曲げるはたらきと太ももをうしろに振るはたらきをもつ，ハムストリングをのばすストレッチです。

1

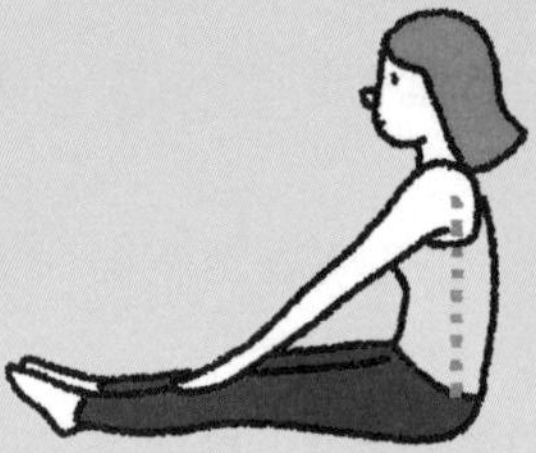

両足をのばして座り，背筋をまっすぐのばす。

2

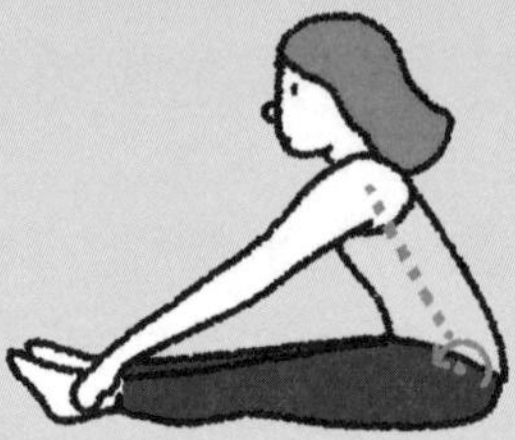

背筋をのばしたまま，股関節から上体を前に倒す。

3

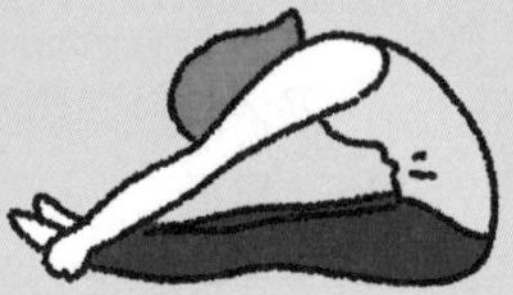

さらに背中を丸めて，背部の脊柱起立筋も同時にのばしていく。

大腿四頭筋のストレッチ

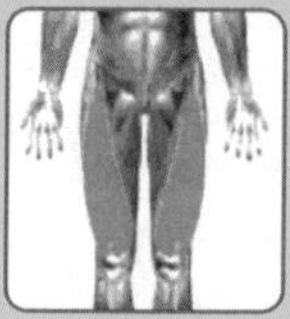

太ももの前面に位置し，主にひざをのばすはたらきをもつ，大腿四頭筋をのばすストレッチです。

1

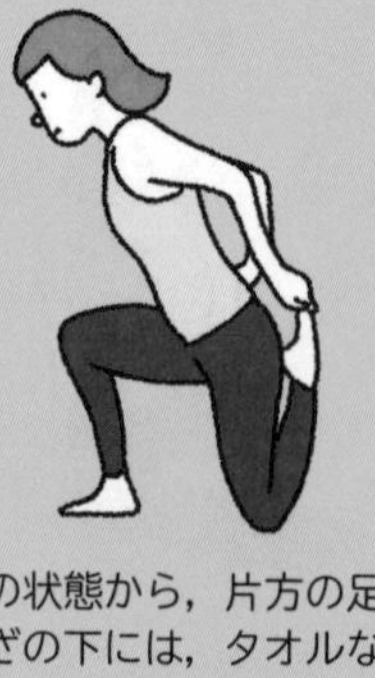

ひざ立ちの状態から，片方の足を前に出す。ひざの下には，タオルなどを敷く。ひざを立てているうしろ足のつま先をもって，ひざを深く曲げる。

2

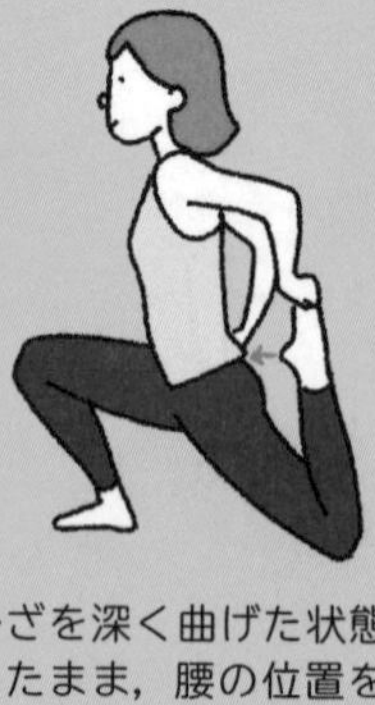

ひざを深く曲げた状態をキープしたまま，腰の位置を前に押しだす。このとき，背中が反りすぎないようにする。

内転筋群のストレッチ

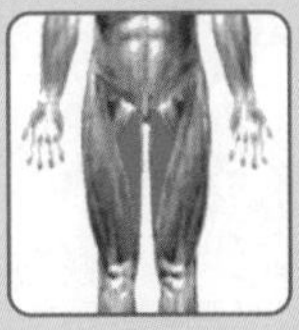

太ももの内側にあり，足を内側に振るはたらきをする，
内転筋群をのばすストレッチです。

1

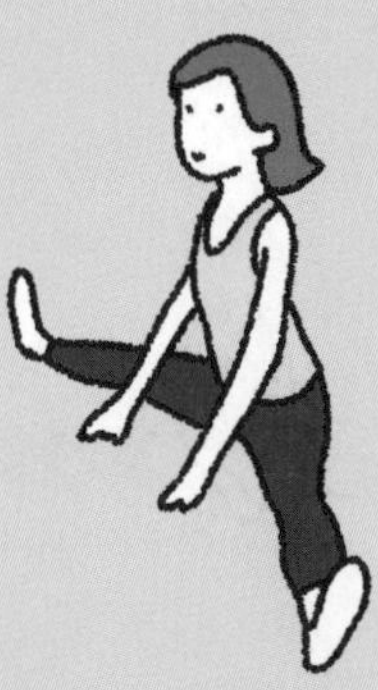

床に座って，ひざをのばしながら，両足を大きく開く。

2

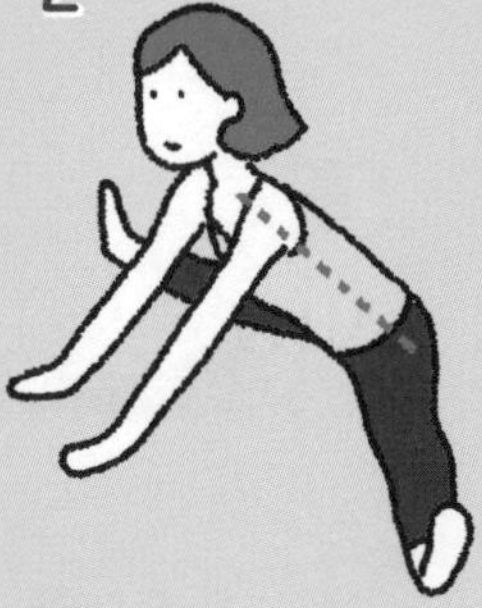

背筋をのばして，骨盤ごと上体を前に倒す。

3

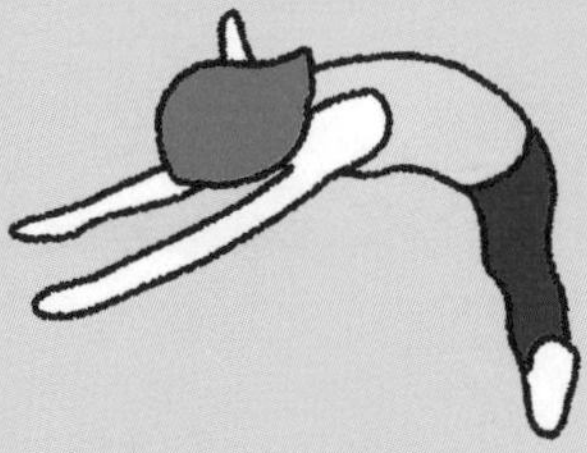

背中を丸めて，胸を床に近づけるようにする。

腓腹筋のストレッチ

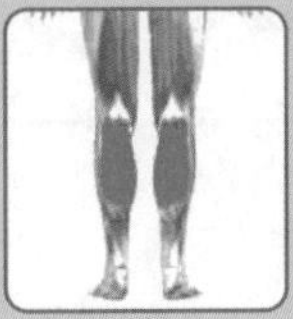

ふくらはぎの上側に位置し，足首をのばしたり，ひざを曲げたりするときにはたらく，腓腹筋をのばすストレッチです。

1

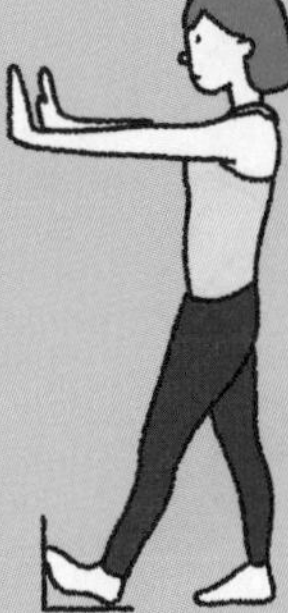

壁に両手をつき，片足のつま先部分を壁に当てる。つま先を壁に当てたほうの足は，ひざをのばす。

2

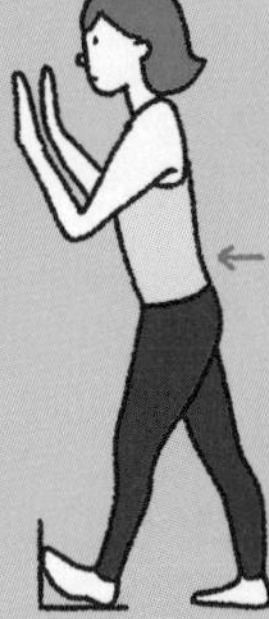

ひざをのばしたまま，前方に体重をかけて，足首を曲げ，ふくらはぎをのばす。

腹直筋のストレッチ

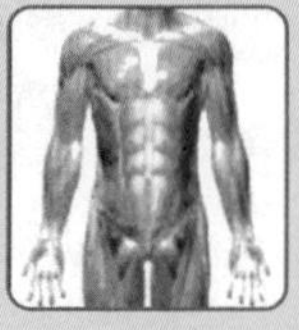

みぞおちから下の部分に位置し，背中を丸めるはたらきをもつ，腹直筋をのばすストレッチです。

1

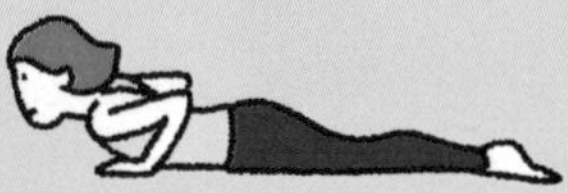

うつぶせになって，両手は脇をしめて，胸の横あたりの床に置く。このとき，両足は軽く開く。

2

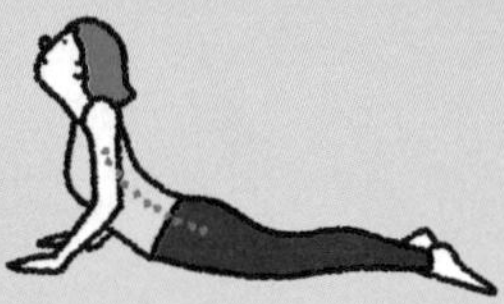

腕をのばして，背中をゆっくりと反らせる（痛みの出ない範囲で行う）。

3

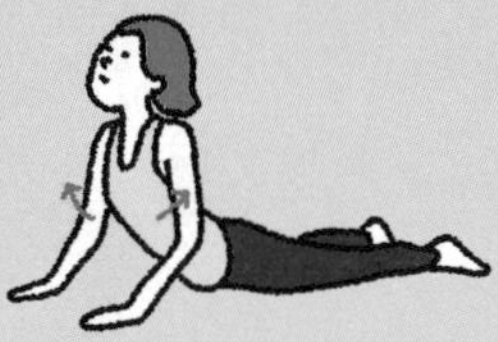

背中を反らせた状態で大きく息を吸うと，胸郭が広がり，腹直筋がさらにのびる。

腸腰筋のストレッチ

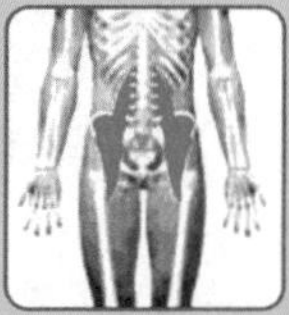

お腹の深部にあり，足を前方に振りだすときに使われる，腸腰筋をのばすストレッチです。

1

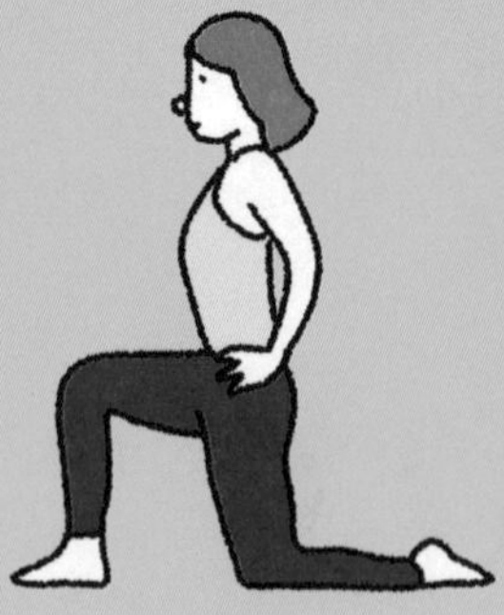

ひざ立ちから，片方の足を前に出す。ひざの下に，タオルを敷いておく。両手を，腰のうしろ側に当てる。

2

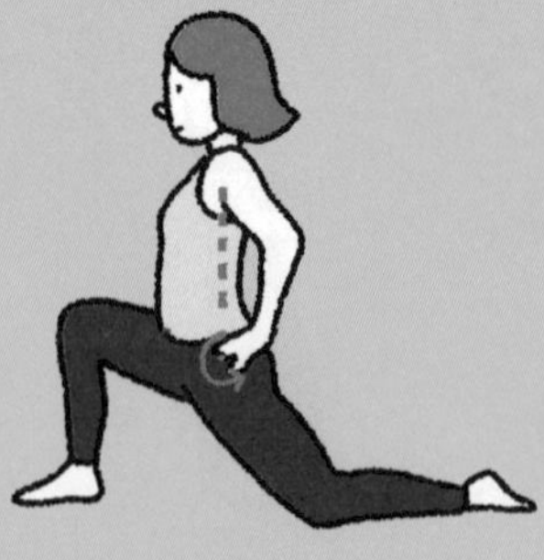

背筋をまっすぐのばし，両手を腰に当てて，腰を前に押しだす。両手の力で腰をうしろから前に押しこむことで，腸腰筋がよくのびる。

内・外腹斜筋のストレッチ

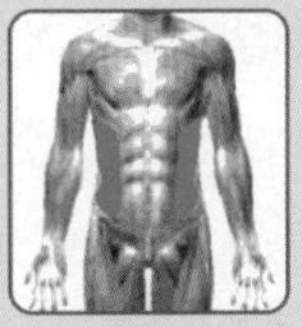

脇腹にある筋肉で，胴体を横に曲げたりひねったりするときにはたらく，内腹斜筋と外腹斜筋をのばすストレッチです。

1

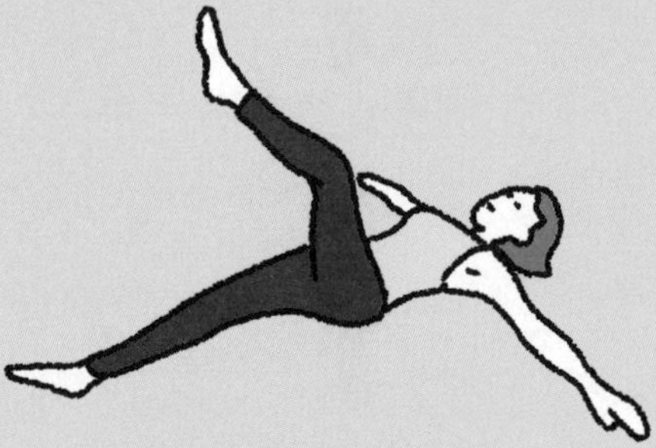

あおむけになって寝て，両手を広げる。
片足を天井に向けて上げる。

2

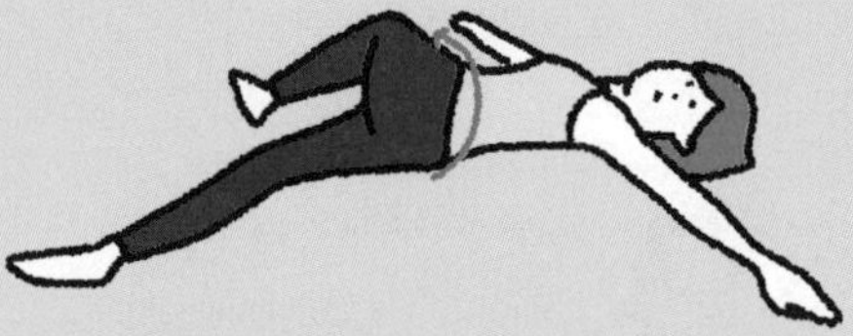

上げた足を反対側に倒し，腰をまわす。このとき，両肩は床から浮かないように注意する。

脊柱起立筋のストレッチ

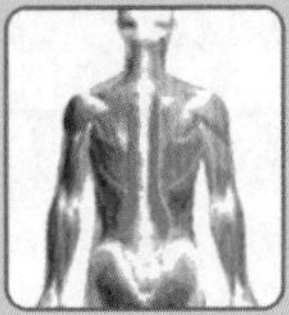

背中の中央に位置する，脊柱起立筋をのばすストレッチです。

1

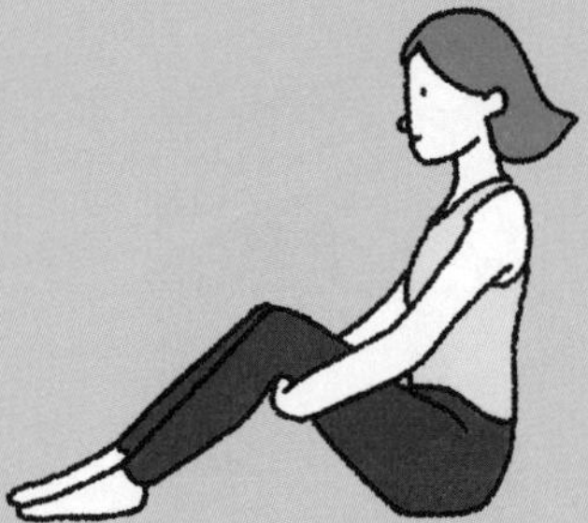

前足をのばして座り，ひざを軽く曲げる。
両手をひざの裏にまわして，その部分をもつ。

2

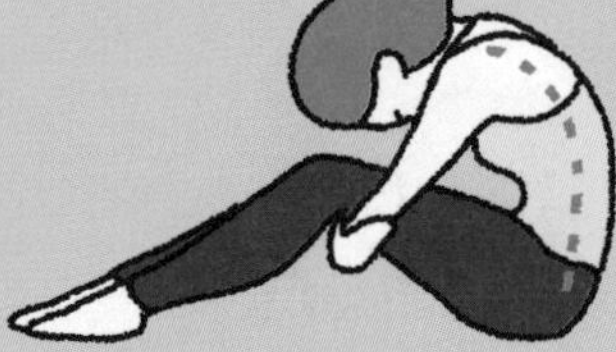

ひざの裏側にある手を引いて，背中を丸める。
足のつけ根を支点に上体を倒すのではなく，背中だけを丸めるようにする。

首周辺の筋肉群のストレッチ

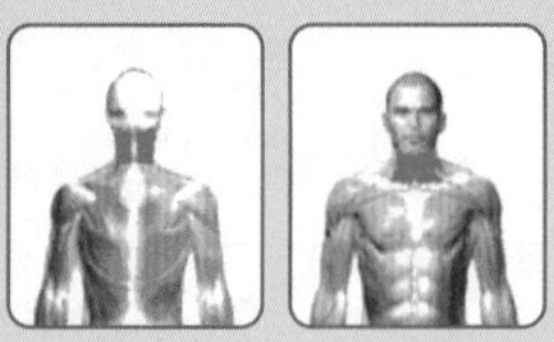

首をいろいろな方向に動かすはたらきをもつ，
頭板状筋や胸鎖乳突筋などをのばすストレッチです。

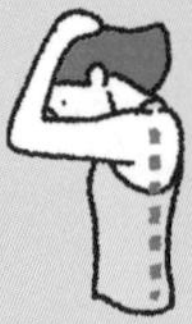

背筋をのばして，両手を頭の先端部分に置き，手の力を使いながら，頭を前方に倒していく。

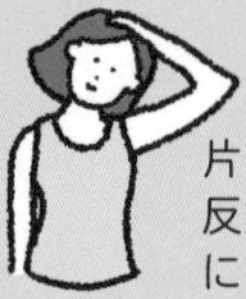

片方の手を，頭の反対側の先端部分に置き，手で引く力を利用して，側面をのばしていく。

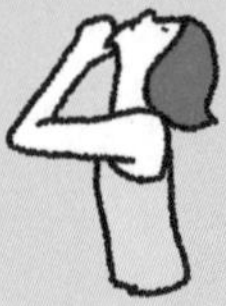

両手の親指をそろえて，あごの裏側に置き，首をうしろ側に反らす。あごをしゃくれさせると，さらによくのびる。

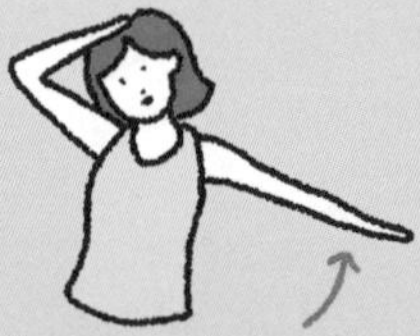

首の側面をのばしているときに，空いているほうの腕を横に上げることで，肩甲挙筋ものばすことができる。

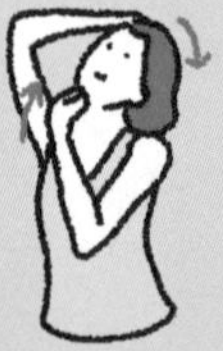

片方の手を，頭の先端部分の側面，もう片方の手の親指をあごの裏に置き，頭をうしろに反らしながらひねり，胸鎖乳突筋を中心にのばす。

僧帽筋中・下部のストレッチ

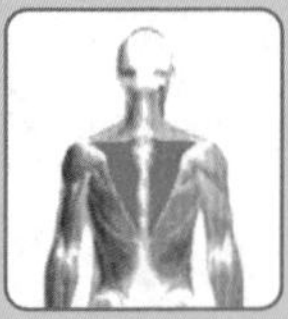

首，肩甲骨，背中に広がり，肩甲骨を動かす僧帽筋の，
中部と下部をのばすストレッチです。

1

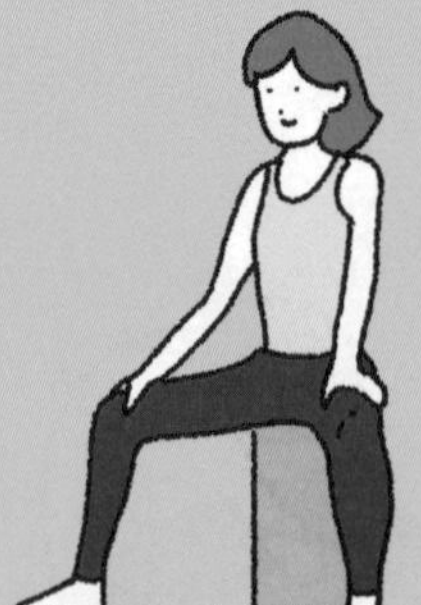

両足を肩幅の2倍程度に開き，いわゆる股割りのような姿勢になる。台などがある場合は，座って行う。

2

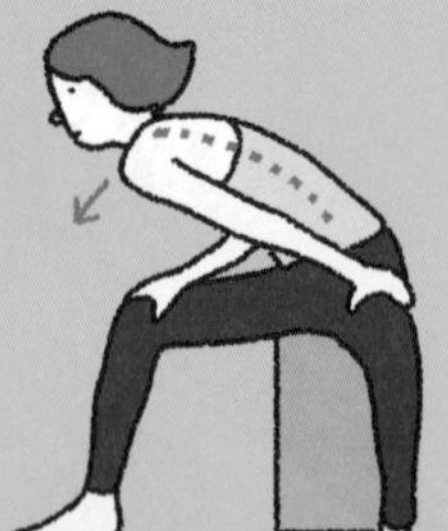

片方ずつ，手のひらでひざを外に押すようにして，肩を前方に押しだしていく。このとき，胸は張らずに，背中を丸めるようにする。

僧帽筋上部のストレッチ

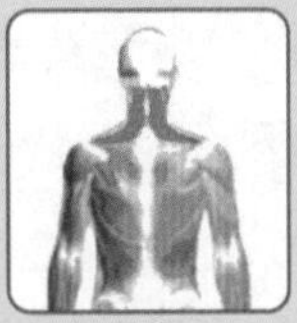

首，肩甲骨，背中に広がり，肩甲骨を動かす僧帽筋の，上部をのばすストレッチです。

1

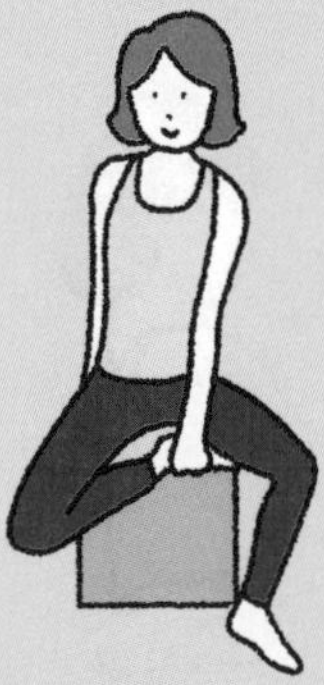

台に座り，右ひざを曲げて，左手で右足の足首をもつ。背筋をのばして，ひざをのばす力を使って，腕を下に引く。

2

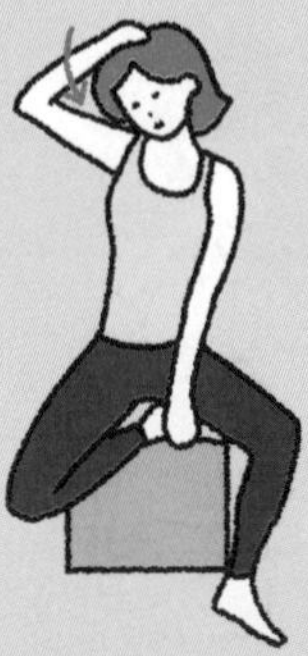

右手を使い，頭を横に倒す。腕を引くことで，肩の位置を引き下げたまま頭を倒すことになり，僧帽筋がよくのびる。

肩甲骨周辺の筋肉群のストレッチ

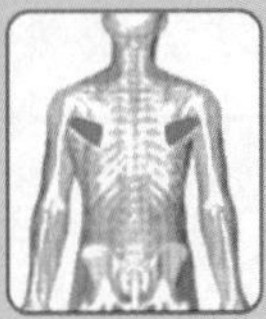

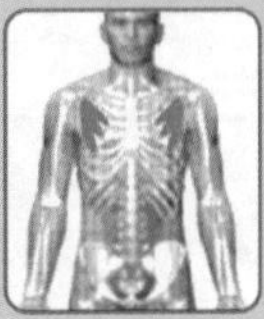

大胸筋や広背筋に加え，肩甲骨の周辺に位置する大円筋や小胸筋などを，幅広くのばすストレッチです。

1

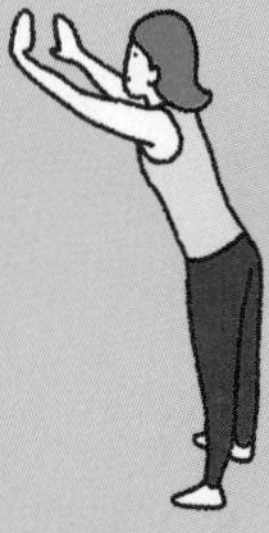

壁から１メートルほどはなれた場所に立ち，目線の少し上あたりに両手をつく。腕はひじが曲がらないようにまっすぐのばし，指先を内側にひねる。

2

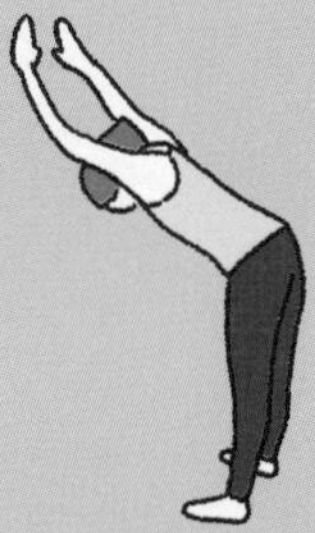

頭を下げ，体重をかけながら肩を落としていき，腕を後方に引いて，肩まわりの筋肉をのばす。

3

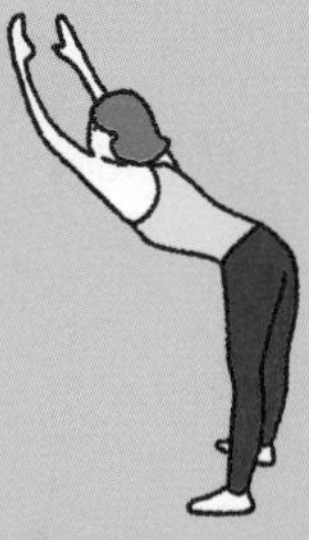

同時に頭を上げて，背中を反らすアレンジを加えると，背骨まわりものばすことができる。

ローテーターカフ（外旋筋）のストレッチ

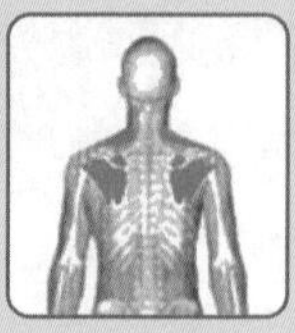

肩関節の周辺にある筋肉のうち，腕を外側にひねる動きに関係する，棘下筋，小円筋，棘上筋をのばすストレッチです。

1

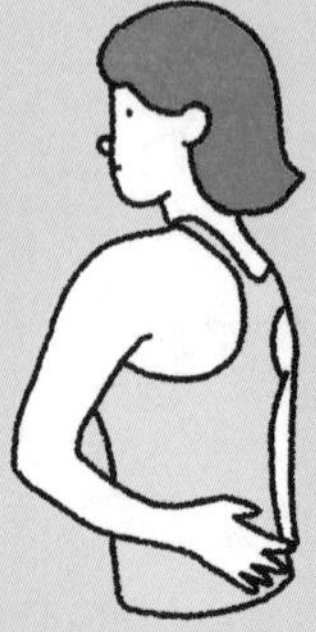

片方の腕を体のうしろ側にまわし，
手首を腰の位置に置く。脇を開いて，
ひじを体からはなす。

2

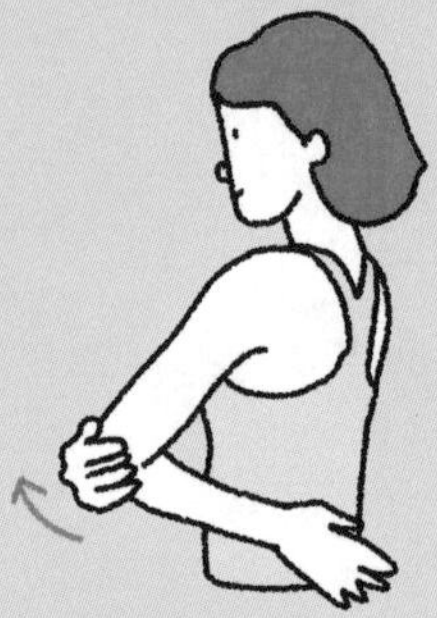

もう片方の手でひじをもち，前方に引く。
ひじが体に近くなりすぎて，手首がはなれてしまわないようにする。

三角筋前部のストレッチ

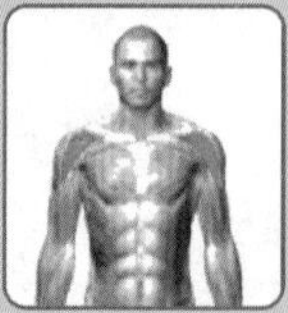

肩をおおい，腕を前後に振ったり，横に開いたりするときに使う，三角筋の前部をのばすストレッチです。

1

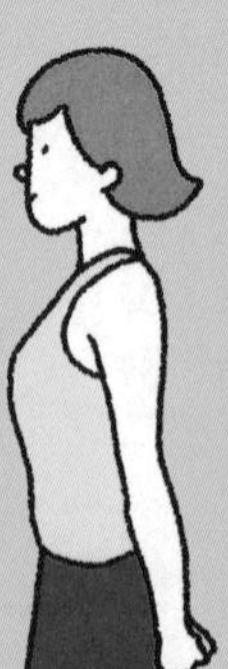

足を肩幅くらいに開いて立ち，
両手を体のうしろで組む。

2

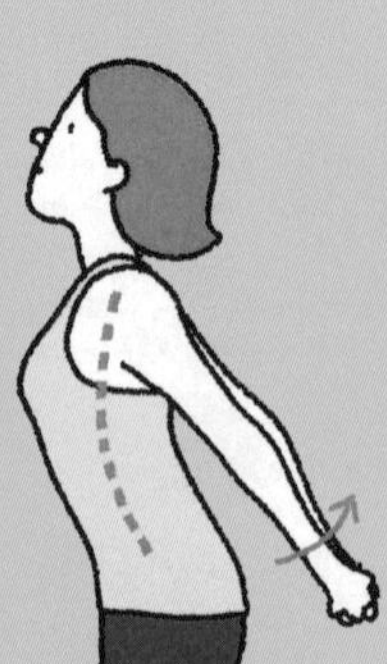

胸を張って，組んでいる手をうしろ側に引く。
このとき，背中が丸まらないように注意する。

ローテーターカフ（内旋筋）のストレッチ

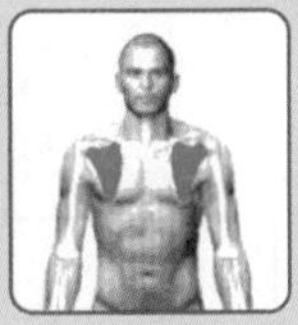

肩関節の周辺にある筋肉のうち，腕を内側にひねる動きに関係する，肩甲下筋をのばすストレッチです。

1

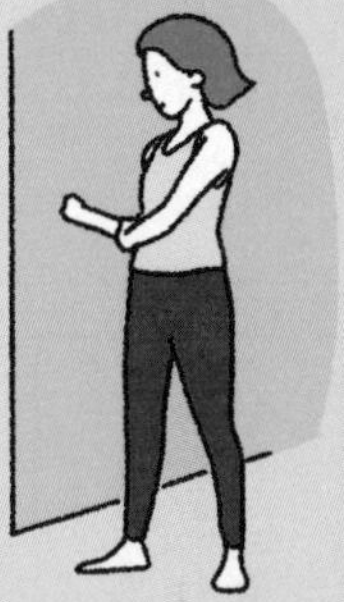

壁に片方の手のひらを当て，
もう片方の手でひじを押さえる。

2

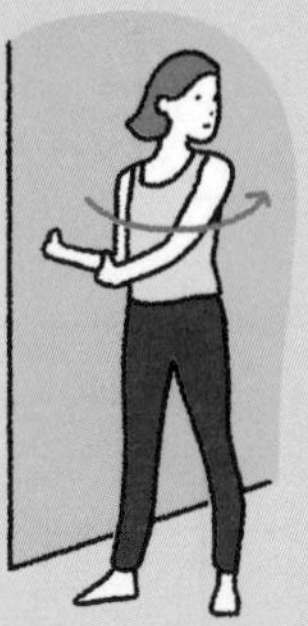

体をまわすことで，腕を外側にひねっていく。ひじが体側からうしろにそれてしまわないように，もう片方の手でしっかり押さえておく。

上腕三頭筋のストレッチ

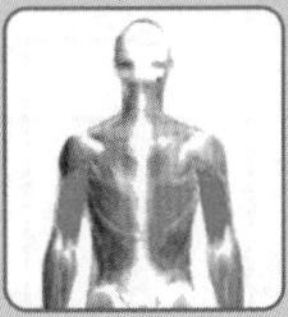

上腕のうしろ側に位置し，主にひじをのばすはたらきをもつ，上腕三頭筋をのばすストレッチです。

1

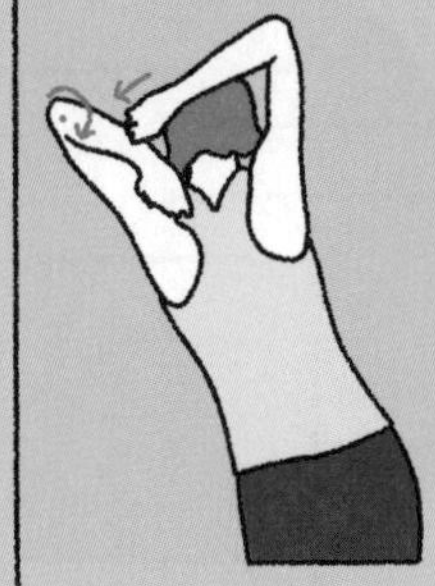

片方の腕を上にのばし，ひじを曲げる。反対側の手で，曲げているほうの腕の手首を押し，ひじを完全に曲げる。

2

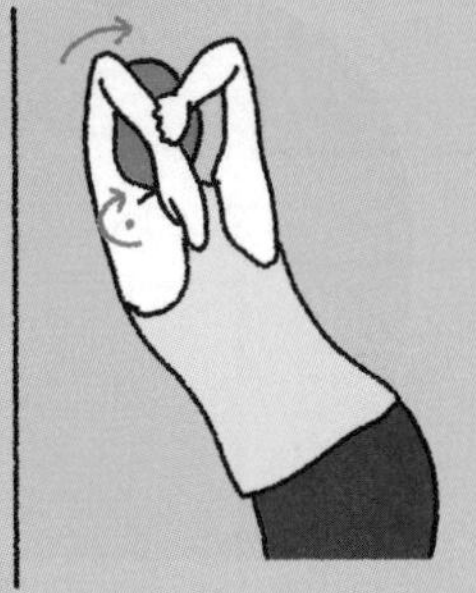

ひじを深く曲げた状態をキープしたまま，腕を頭の方に振って，上腕三頭筋をのばす。

セント=ジェルジの筋収縮

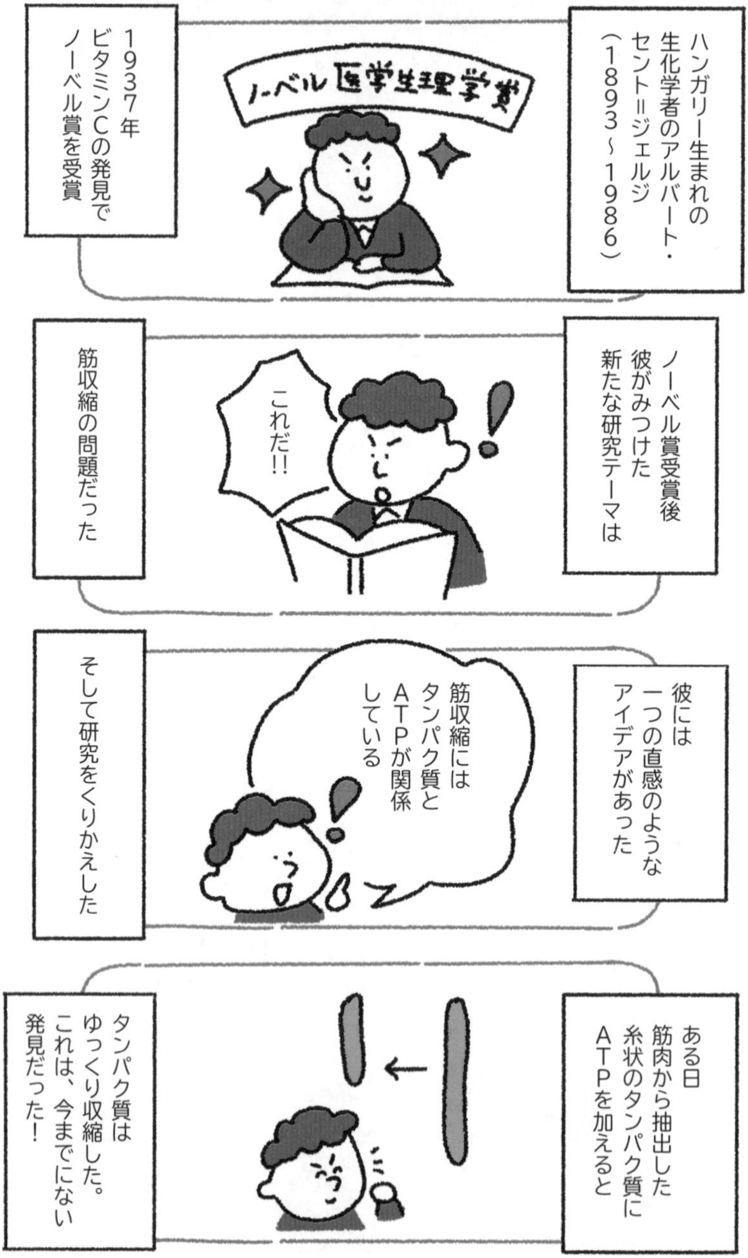

ミスから生まれた発見

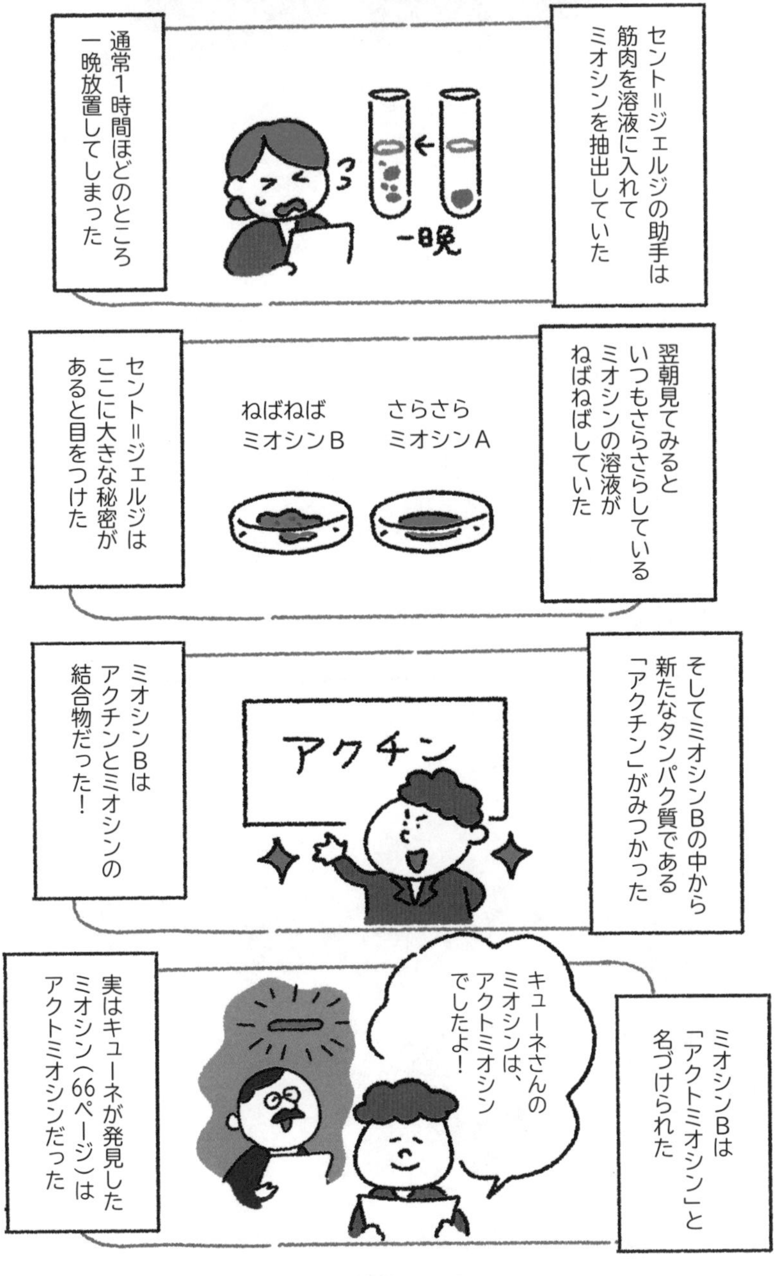

セント＝ジェルジの助手は筋肉を溶液に入れてミオシンを抽出していた
一晩
通常1時間ほどのところ一晩放置してしまった
翌朝見てみるといつもさらさらしているミオシンの溶液がねばねばしていた
さらさら ミオシンA
ねばねば ミオシンB
セント＝ジェルジはここに大きな秘密があると目をつけた
そしてミオシンBの中から新たなタンパク質である「アクチン」がみつかった
アクチン
ミオシンBはアクチンとミオシンの結合物だった！
ミオシンBは「アクトミオシン」と名づけられた
キューネさんのミオシンは、アクトミオシンでしたよ！
実はキューネが発見したミオシン（66ページ）はアクトミオシンだった

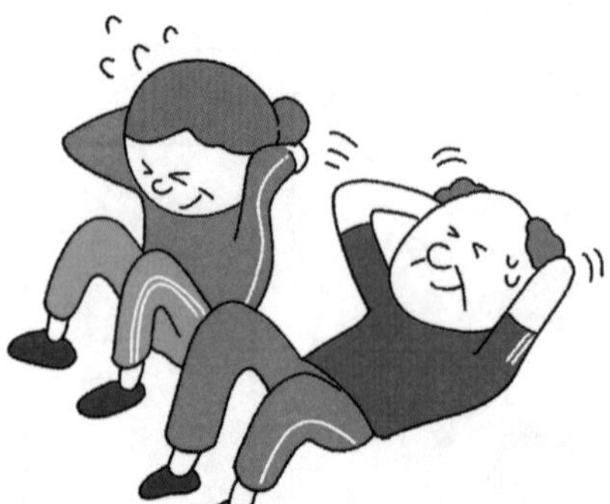

4. アスリートの筋肉

トップアスリートの並はずれた運動能力には，どのような秘密があるのでしょうか。第4章では，アスリートの筋肉についてみていきましょう。遺伝子やミトコンドリアの研究からわかってきた，生まれつきの要素についても紹介します。

1 スタートダッシュを支える，尻と太もも，腰の筋肉

地面をける力の強さ×力をかける時間の長さ

ジャマイカの短距離走者アサファ・パウエル選手（1982～　）は，スタート直後の爆発的な加速で知られる，100メートル走の元世界記録保持者です。その加速の秘密は，どこにあるのでしょうか。**加速の量は，「地面をける力の強さ」と「力をかける時間の長さ」のかけ算であらわされる，「力積」の大きさで決まります。**

地面をけっている時間が，日本人の1.4倍

科学者たちは，パウエル選手のスタートダッシュをくわしく分析しました。すると，足で地面をけっている時間が，日本のトップ選手にくらべて1.4倍ほど長いことが明らかになりました。**お尻の「大殿筋」や，太ももの裏側の筋肉の一群である「ハムストリング」が強じんだからこそ，可能なキックだといいます。**

また，パウエル選手のスタートダッシュには，足を前に運ぶ「大腰筋」のはたらきも関係すると考えられています。大腰筋は，太ももの骨の上端と背骨を結ぶ筋肉で，上半身と下半身の動きを連動させる役割があります。パウエル選手の大腰筋の断面積は，同年代の日本のトップ選手の2倍もあったのです。

加速力のヒミツ

パウエル選手が加速するときに，接地している足（ここでは左足）に対して水平方向の力積をえがきました。この爆発的な加速力は，大殿筋，ハムストリング，大腰筋などの強じんな筋肉に支えられていたと分析されています。

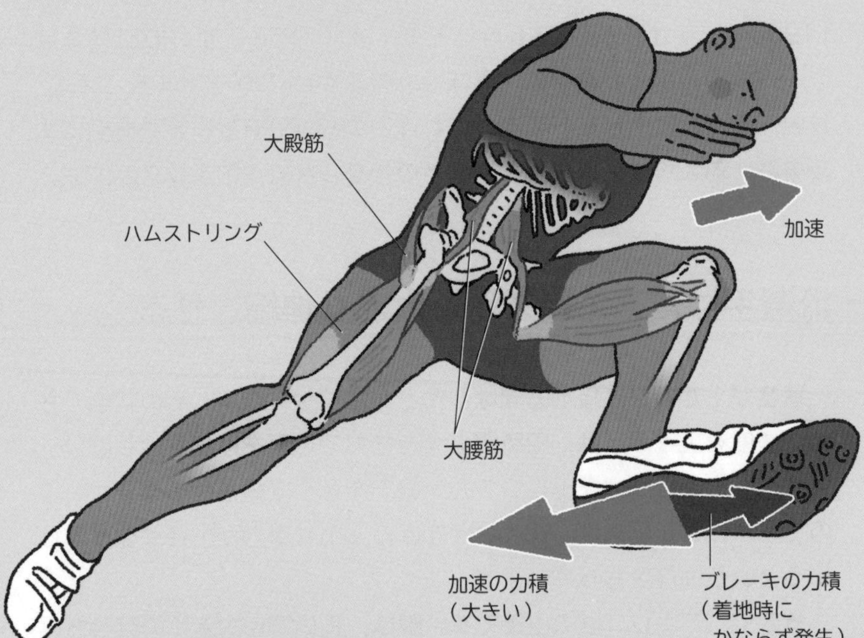

アサファ・パウエル（1982～　）
100メートル走の元世界記録保持者。
スタートダッシュが，とくに速い。

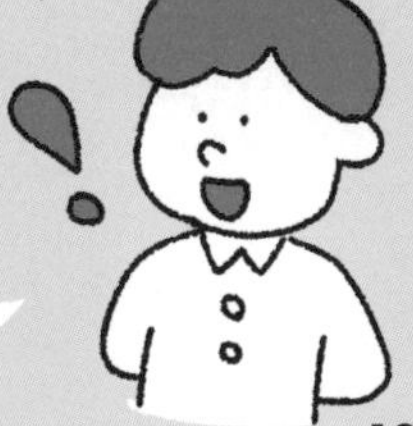

爆発的な加速は，強じんな筋肉のおかげなんだね。

2 長くてかたいアキレス腱が，世界記録を生んだ

トップスピードのかぎをにぎるアキレス腱

100メートル走の世界記録は，ジャマイカのウサイン・ボルト選手（1986～　）が，2009年8月に記録した9秒58です（2021年4月15日時点）。ボルト選手の持ち味は，時速44キロメートルをこえる，世界一のトップスピードです。**これほどのトップスピードを可能にするのは，ふくらはぎの筋肉とかかとの骨をつなぐ，アキレス腱です。**

一流選手は，アキレス腱を大きく伸縮させる

速度が上がると，接地時間はどんどん短くなります。その状態でさらに速度を上げるには，短時間に大きな力で地面をけらなければなりません。大きな筋力を出しつつも，筋肉を速く収縮させる必要があるのです。しかし筋肉は，速く動かすほど，出せる力が小さくなってしまうという性質をもっています。

そこで，アキレス腱の出番です。腱は，長いほど大きくのびちぢみでき，かたいほど伸縮の切り返しが速い，まさにバネと同じです。**一流選手は，アキレス腱を大きく伸縮させて，筋肉の長さをある程度一定に保ち，すばやく大きな力で地面をけることができるのです。**

アキレス腱の比較

ボルト選手のようなアフリカ系トップ選手と，一般的な選手の，アキレス腱のちがいをえがきました。上段のイラストの1と2の瞬間が，下段のイラストの1と2に対応しています。

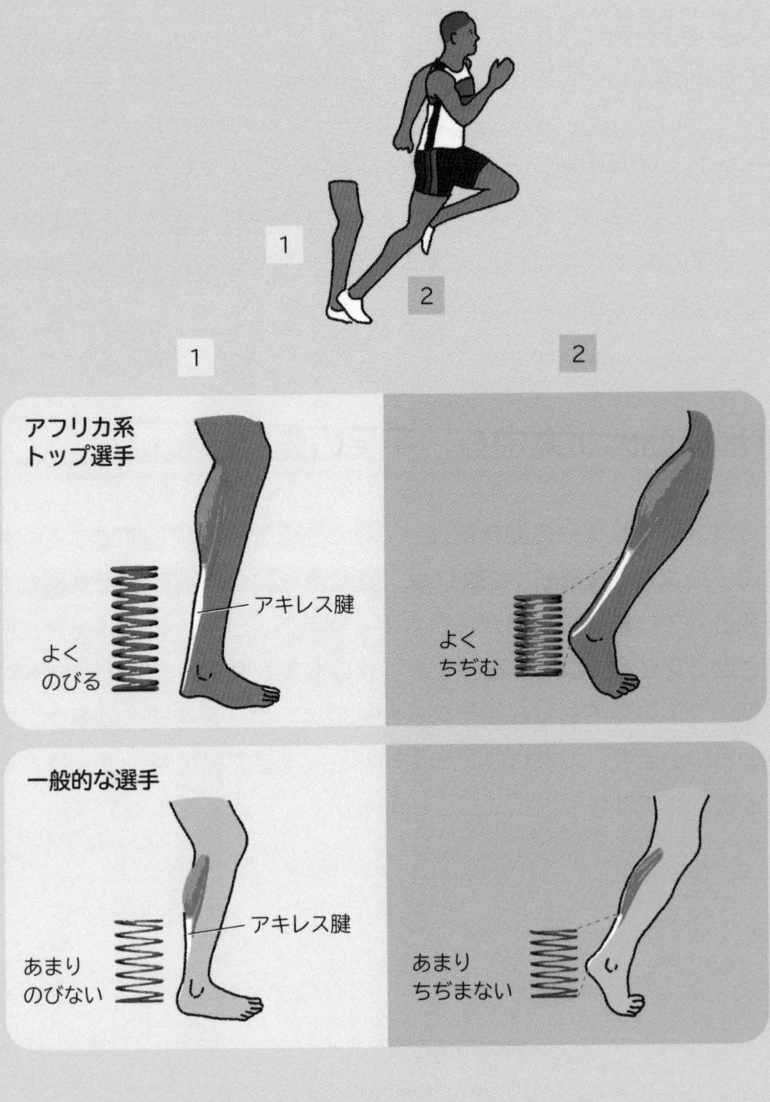

3 体幹の筋肉が重要。長い足の高速回転

股関節を中心に，足をより速く回転させる

科学者の分析によると，世界の一流スプリンターは，接地中にひざや足首をあまり曲げのばしせず，いわば固定した状態で走っているといいます。つまり，強くける動き（足首やひざがのびる動き）とはことなるというのです。さらに，太ももが体のうしろにあるときに，より速く体に引きつけているといいます。**ももを高く上げるというよりも，股関節を中心に足をより速く回転させて，より速く前方へ運ぶことが大切だとみられています。**

体幹部に筋肉が集中し，手足の先が細長い

一流スプリンターの動きには，背骨から骨盤を経由して太ももの骨までをつなぐ「腸腰筋」をはじめ，股関節を動かす筋肉群が重要だと考えられています。手足が長いボルト選手にとって，足全体を速く回転させる走法は，本来不利です。しかしボルト選手は，体幹部（胴体）に筋肉が集中しており，手足の先が細長いため，足を速く回転させやすいといいます。これは，先の太いバットを逆に持てば，速く振れることと同じです。

一流スプリンターのフォーム

ボルト選手のような，一流スプリンターのフォームをえがきました。うしろに，日本の平均的な大学生の選手のフォームを，影絵で表現しています。一流スプリンターは，太ももの引きつけが速く，ひざをのばしきらないフォームで走ります。

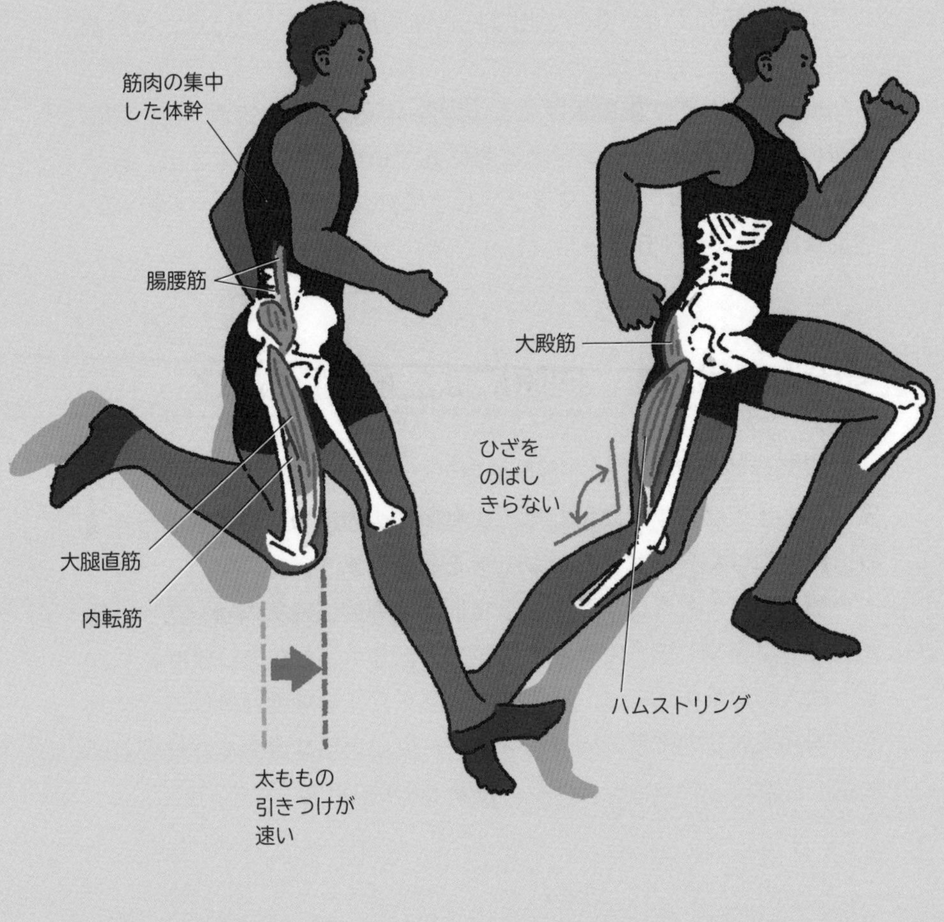

4 重量挙げの選手は，いつでもバカ力を発揮可能

瞬発系競技の選手は，速筋線維の割合が多い

重量挙げの選手は，自身の体重の2倍ほどの重量を一気に持ち上げます。短い時間で大きな力を出すことを可能にしているのは，「速筋線維」です。

100メートル走や重量挙げなどの瞬発系競技のトップ選手は，速筋線維の割合が75パーセントほどもあるといいます。常人では，ほぼ50パーセントです。一方，マラソンなどの持久系競技のトップ選手は，遅筋線維の割合が75パーセントほどといわれています。

多くの速筋線維を，同時にはたらかせられる

瞬発系競技の選手では，筋肉を使うための神経系のはたらきにも，変化がおきています。**このため，より多くの速筋線維に電気信号を送り，同時にはたらかせることができるといいます。**

一般人でも，ときに無意識のうちに速筋線維に電気信号を送り，通常の2～3割増しの「火事場の馬鹿力」を出すことがあります。しかし一般人の日常生活では，意識的に速筋を使える場面はほぼありません。瞬発系競技の選手の爆発的なパワーは，大きな負荷をかけて速筋を使う，きびしいトレーニングのたまものなのです。

瞬発系競技

重量挙げなどの，瞬発系競技の選手の筋肉をえがきました。トップクラスでは，速筋線維が遅筋線維よりも多い選手がほとんどです。

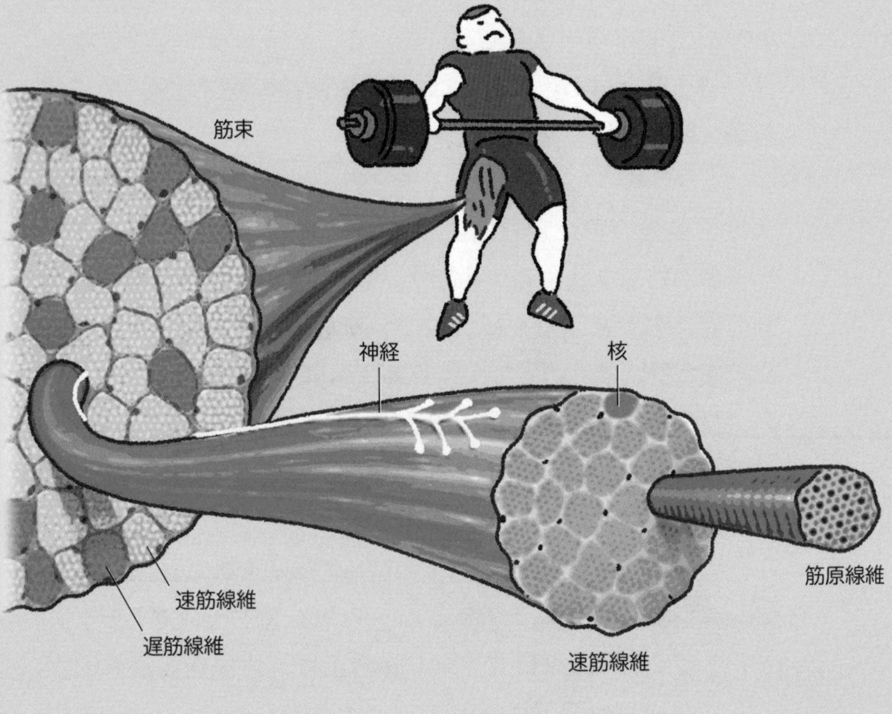

瞬発系競技の選手では，速筋線維の割合が多いことが，ほとんどなんだ！

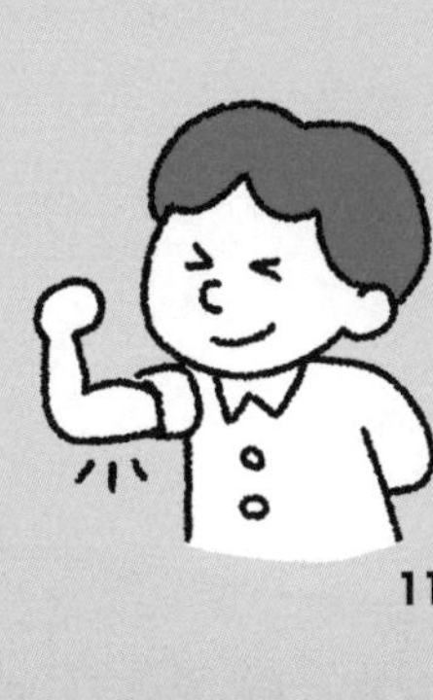

世界最強の男決定戦

二つの冷蔵庫を運ぶ，15～24キログラムのたるを4メートル以上あるバーよりも高く投げる，トラックや路面電車や飛行機をひっぱる。**これらは，「世界最強の男決定戦」で行われる，競技種目です。**

世界最強の男決定戦は，1977年から開催されている，世界一の力持ちを決める大会です。**1年に1度，世界中から力自慢の男たちが集まり，重いものを運んだり持ち上げたりする競技を5種類ほど行って，世界最強の男を決めます。**2016年の大会では，飛行機を引く競技で，1位になった選手が40トンの飛行機を24.9メートルも動かしました。

2020年大会で優勝したのは，ウクライナの24歳の青年，オレクシイ・ノビコフです。バーベルを持ち上げる「デッドリフト」で537.5キログラムを持ち上げ，世界新記録も樹立しました。ノビコフは，20歳だった2016年から，4年連続でウクライナ最強の男の座も獲得しています。

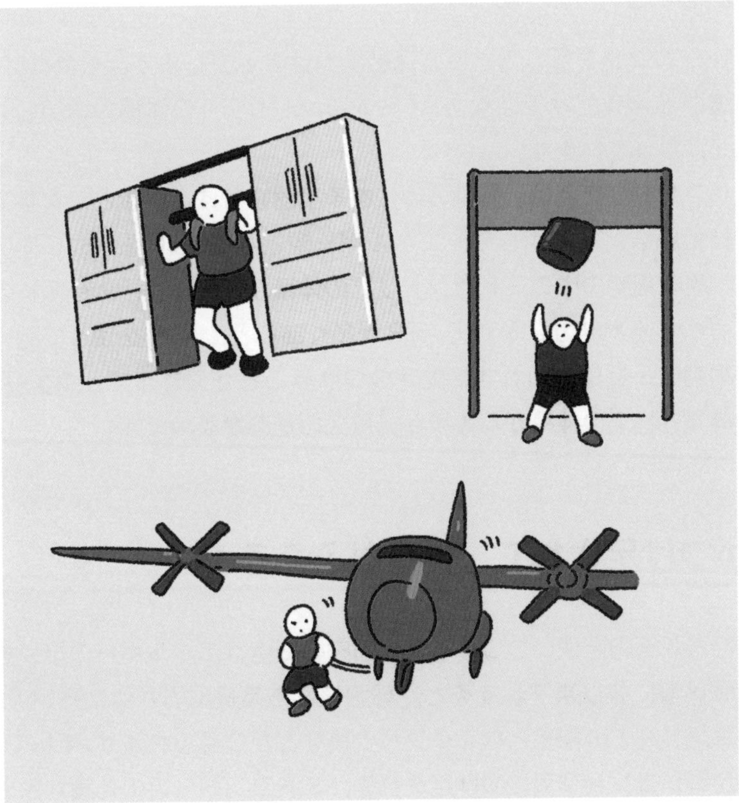

5 筋肉のミトコンドリア増で，運動能力アップ！

ミトコンドリアがふえれば，持久力が上がる

トレーニングを行うことで，運動能力はアップします。それには，筋肉量がふえるだけではなく，「ミトコンドリア」の体積の増加も大きくかかわっています。

ミトコンドリアとは，細胞の中にある小器官です。酸素と，食事で得られた糖などを利用して，エネルギー源となるATPを合成しています。筋肉細胞の中のミトコンドリアの体積がふえると，より多くのATPがつくられます。そしてATPが多くあると，ATPを使って動く筋肉細胞は，長期間疲れずに動きつづけることができます。**つまり，ミトコンドリアの体積がふえると，持久力があがるのです。**

部品がつけ足されて，体積がふえる

私たちが筋肉を使いつづけると，筋肉の細胞はエネルギーの足りない飢餓状態になります。すると，細胞核にある遺伝子がはたらいて，ミトコンドリアの部品となるタンパク質などがつくられます。そして，部品がミトコンドリアにつけ足されて，ミトコンドリアの体積がふえます。**ミトコンドリアの体積をふやすには，ジョギングなどの，適度な有酸素運動がよいとされます。**

ミトコンドリアの体積が増

筋肉の細胞の中で，ミトコンドリアの部品が合成されて，ミトコンドリアの体積がふえるようすをえがきました（1～3）。

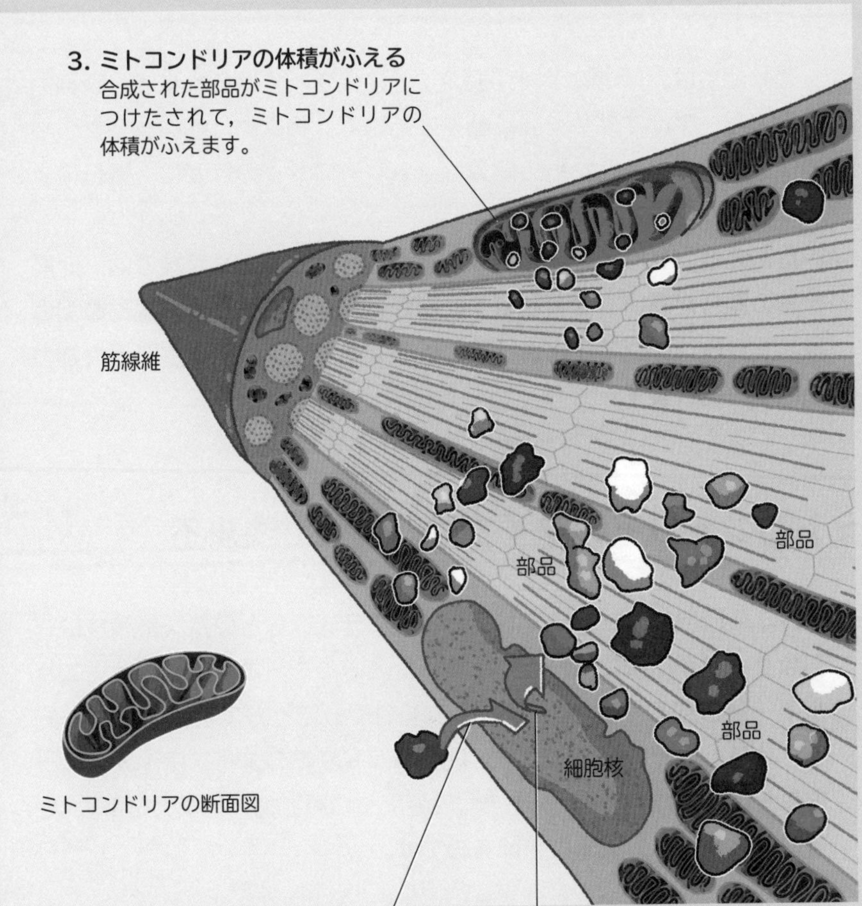

1. ATP不足のシグナルが伝わる
ATPが不足すると，ミトコンドリアをつくれという指令が細胞核にある遺伝子に伝えられます。

2. ミトコンドリアの部品を合成
ミトコンドリアの部品となるタンパク質などが合成されます。

6 瞬発系か持久系か。生まれつきの要素

速筋線維と遅筋線維の割合は，遺伝の要因が大

運動能力は，「瞬発力」と「持久力」に大きく分けられます。瞬発力は筋肉を一度にすばやく強く動かす能力で，持久力は筋肉を動かしつづける能力です。これらの能力は，トレーニングのほかに，遺伝によっても影響を受けます。

たとえば，100メートル走や重量挙げなどの瞬発系競技では，速筋線維の割合が多い方が有利です。**しかし，速筋線維と遅筋線維の割合は，トレーニングで変化させるのはむずかしく，遺伝の要因が大きいといわれています。**

ミトコンドリアのタイプは，遺伝で決まる

近年の研究で，ミトコンドリアに，マラソンなどの持久系競技に有利なタイプがあることがわかりました。そのミトコンドリアは，エネルギー源となるATPをより効率よくつくることができ，持久力を向上させると考えられています。**ミトコンドリアのタイプは，人によってことなり，遺伝で決まります。**このように瞬発力と持久力の能力は，遺伝によっても，影響を受けるのです。

タイプは人それぞれ

持久系競技に向いている人と，瞬発系競技に向いている人の，イメージをえがきました。持久力と瞬発力の能力は，遺伝によっても影響を受けます。

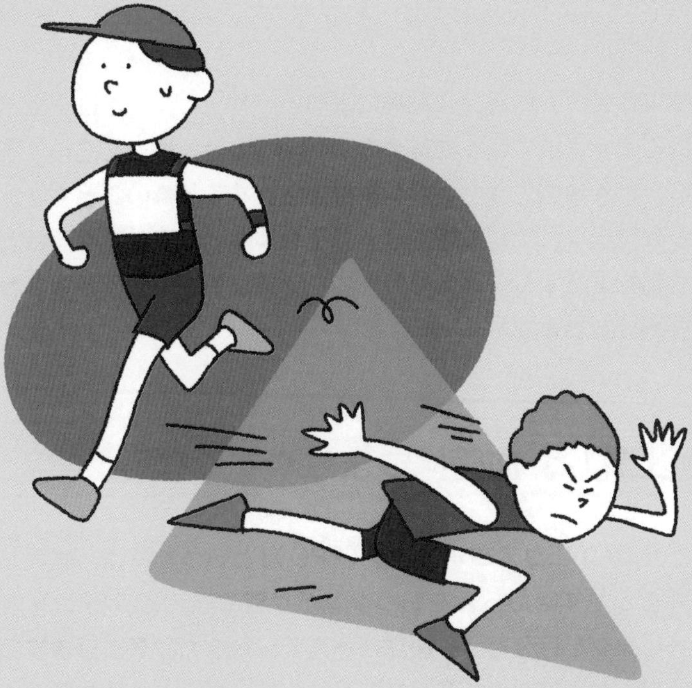

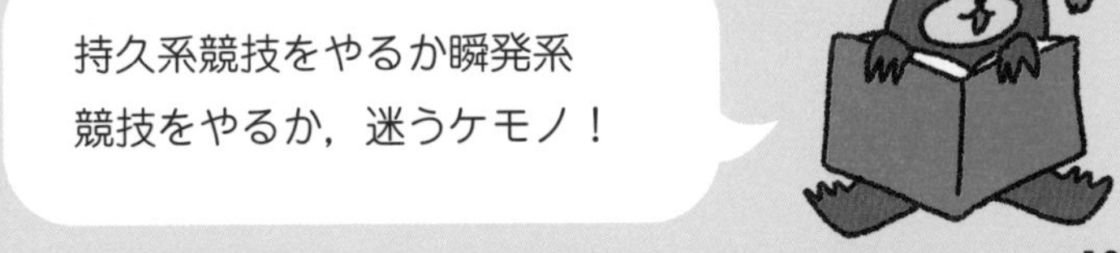

7 ドーピングは，アスリートの体を破壊する

自分だけが優位に立ち，勝利を得ようとする

最後に，アスリートと「ドーピング」の問題について，紹介しましょう。

日本アンチ・ドーピング機構によると，ドーピングとは，スポーツにおいて禁止されている物質や方法によって競技能力を高め，意図的に自分だけが優位に立ち，勝利を得ようとする行為のことです。**ドーピングが禁止されている理由は，公正な競争ができなくなることやスポーツ精神に反することにくわえて，アスリートの健康が損なわれることがあげられます。**

血圧が上昇し，血管はつまりやすくなる

たとえば，「エリスロポエチン（EPO）」という物質は，酸素を運ぶ赤血球をふやすはたらきをもつタンパク質です。このEPOを注射するドーピングを行うと，赤血球がふえて，持久力が高まります。**しかし一方で，ホルモンのバランスが乱れたり，血圧が上昇したり，血管がつまりやすくなったりします。**ドーピングは，アスリートの体に，深刻な健康被害をもたらすのです。

エリスロポエチンの作用

エリスロポエチンのドーピングを行うと，骨髄にある「赤芽球前駆細胞」が変化，増殖して，赤血球が増産されます。持久力が高まる一方，有害な作用もおきます。

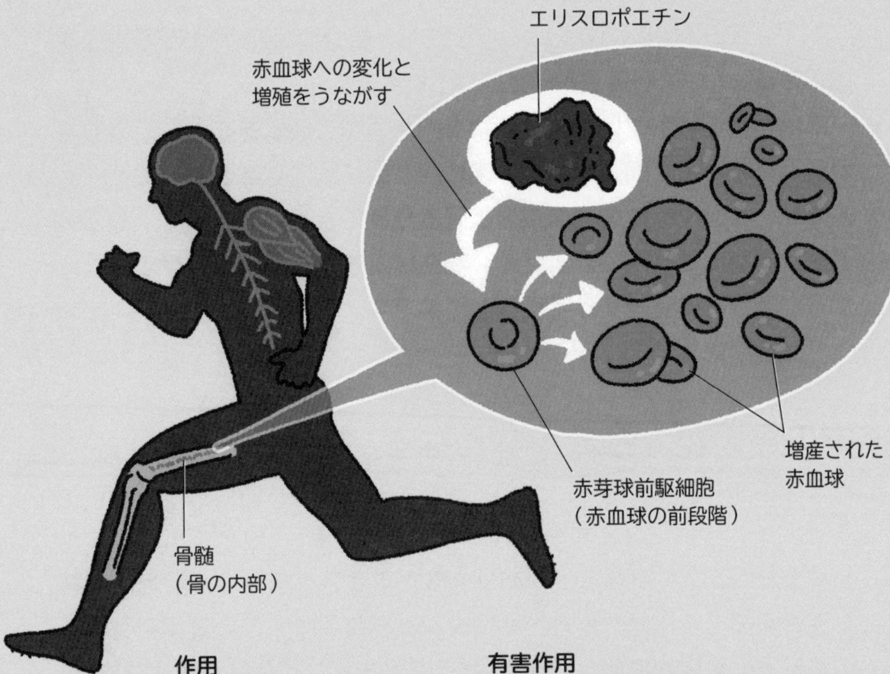

作用
酸素運搬能力が高まり，持久力が高まる。

有害作用
ホルモンバランスの乱れ，血圧の上昇，血栓の形成，など。

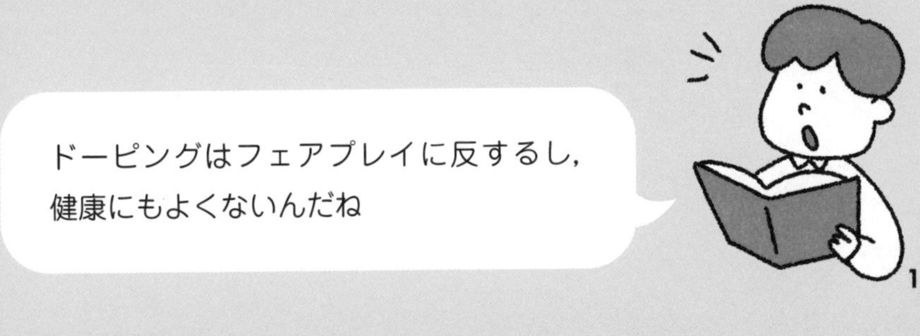

8 検査不能！　筋肉をふやす遺伝子ドーピング

尿や血液の検査で発見できない

21世紀に入って，まったく新しいドーピングが行われる可能性が出てきました。「遺伝子ドーピング」です。

遺伝子ドーピングは，運動能力を向上させる遺伝子を人体に組みこむことによって，競技に有利な肉体へと改造してしまうものです。従来のドーピングが，尿や血液の検査で発見できるのに対して，遺伝子ドーピングはそれができません。現在は，遺伝子ドーピングが行われたかどうかを，確認する手段がないのです。

筋肉の発達が，とまらなくなる

遺伝子ドーピングに利用される恐れがある遺伝子の一つに，「ミオスタチン」をつくる遺伝子があります。ミオスタチンは，筋肉が発達しすぎるのを防ぐはたらきをもつタンパク質です。このミオスタチンの遺伝子に変異があると，筋肉の発達がとまらなくなります。**つまり，変異のあるミオスタチンの遺伝子を使ったり，ミオスタチンのはたらきをさまたげる遺伝子を使ったりすると，筋肉が極端に発達する可能性があるのです。**遺伝子ドーピングを検出する方法の開発が，緊急の課題となっています。

ミオスタチン遺伝子の変異

「ベルジャンブルー」という品種のウシをえがきました。ベルジャンブルーは，ミオスタチンの遺伝子に変異があるために，普通のウシの約1.2倍の筋肉をもちます。

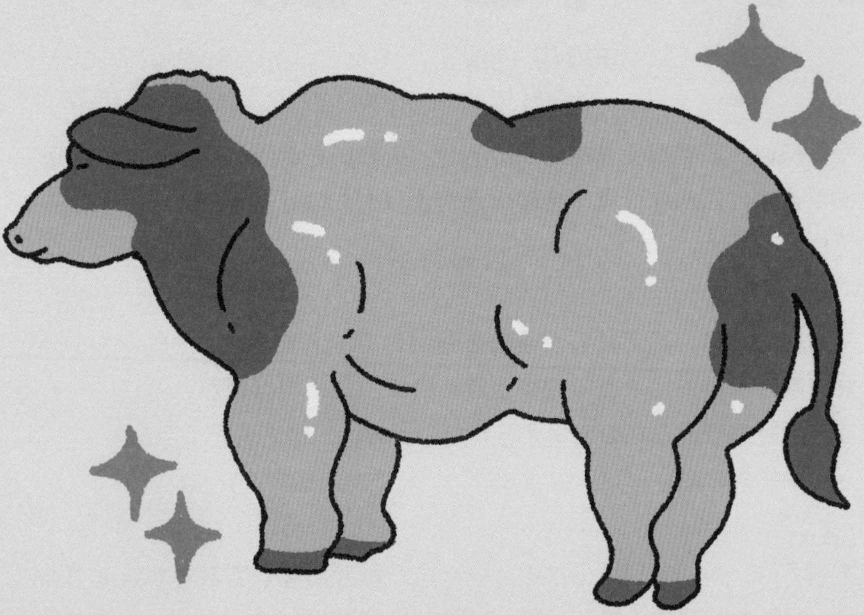

遺伝子の変異で，こんなに筋肉がムキムキになるなんて，びっくりだケモノ。

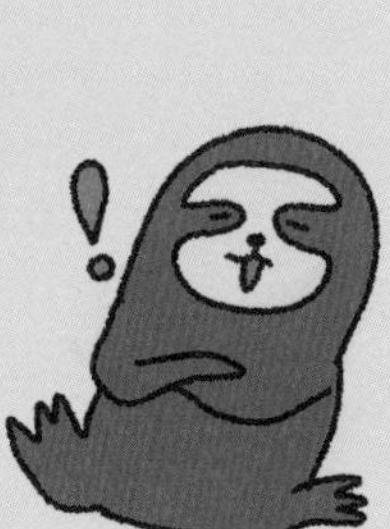

主な内容

ライト兄弟の挑戦

自転車店の兄弟がつくった，ライトフライヤー号
特許取得！　ねじることができる特別な翼

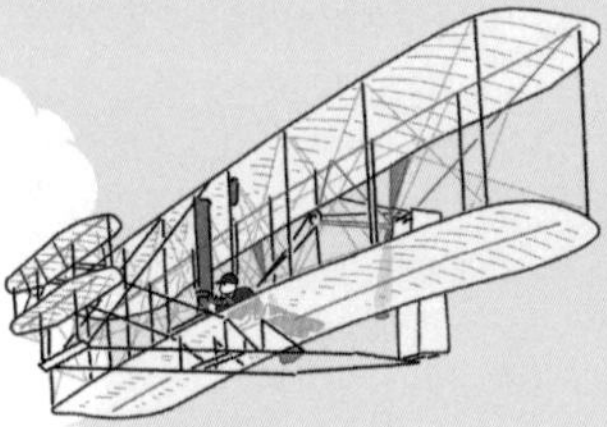

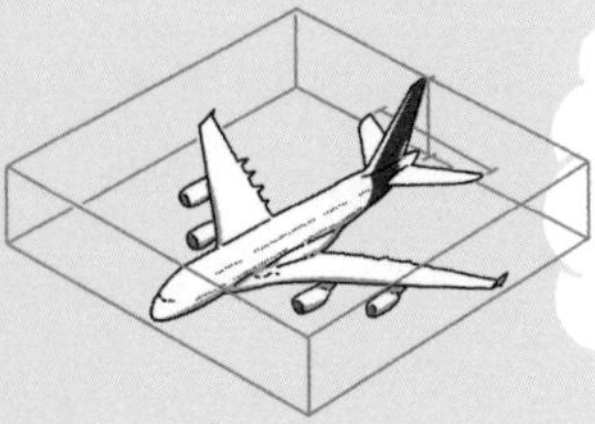

史上最大の旅客機A380

飛行機なのに総2階建て！　400人で旅行可能
胴体の大きさにくらべて，主翼が特別に長い

快適な空の旅，安定飛行のしくみ

突風にも対応できるのは，尾翼があるから
これがA380の心臓！　ターボファンエンジン

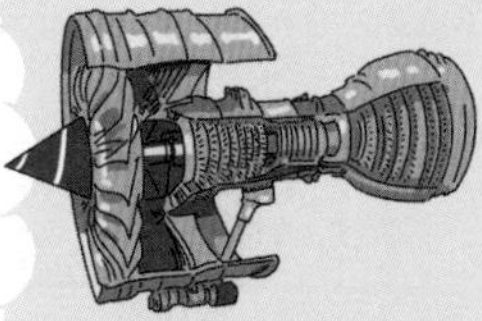

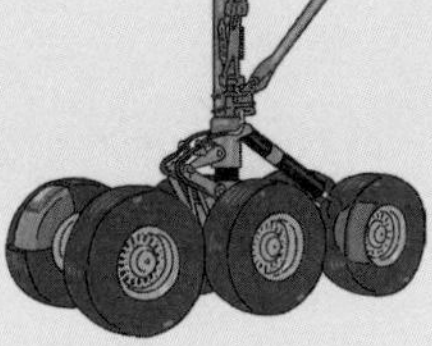

緊張の一瞬。飛行機の着陸

滑走路の表面は，滑り止めの溝で筋だらけ
三つのブレーキを使って，安全に停止する

もっと知りたい！飛行機のこと

これが最新鋭戦闘機「F-35B」の機体
鳥が超危険！　あの手この手で追い払え

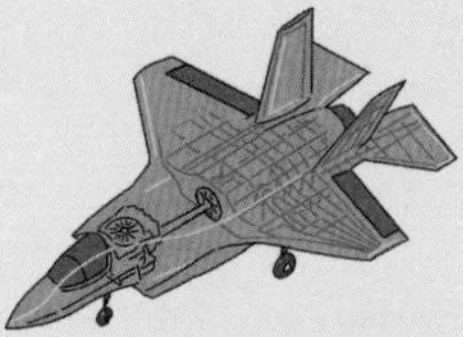

Staff

Editorial Management　木村直之
Editorial Staff　井手 亮，安達はるか
Cover Design　田久保純子
Editorial Cooperation　株式会社 オフィス201（高野恵子，新留華乃）

Illustration

表紙カバー　羽田野乃花
表紙　羽田野乃花
3～17　羽田野乃花
18～25　多田彩子さんのイラストを元に羽田野乃花が作成（①）
27～33　羽田野乃花
35～37　高島達明さんのイラストを元に羽田野乃花が作成
39～47　羽田野乃花
48～55　宮川愛理さんのイラストを元に羽田野乃花が作成
57　羽田野乃花
58～65　宮川愛理さんのイラストを元に羽田野乃花が作成
66～71　羽田野乃花
73　羽田野乃花（①）
75　羽田野乃花
76-77　高島達明さんのイラストを元に羽田野乃花が作成
79～85　羽田野乃花
87　カサネ・治さんのイラストを元に羽田野乃花が作成
89～93　羽田野乃花
94～103　宮川愛理さんのイラストを元に羽田野乃花が作成
104～125　羽田野乃花

①：BodyParts3D, Copyright©2008 ライフサイエンス統合データベースセンター licensed by CC 表示-継承2.1 日本(http://lifesciencedb.jp/bp3d/info/license/index.html)

監修（敬称略）：
石井直方（東京大学名誉教授）

本書は主に，Newton 別冊『筋肉の科学知識 増補第２版』の一部記事を抜粋し，
大幅に加筆・再編集したものです。

初出記事へのご協力者（敬称略）：
秋本崇之（早稲田大学スポーツ科学学術院教授）
阿江通良（日本体育大学スポーツ文化学部教授）
荒川裕志（国際武道大学体育学部教授）
石井直方（東京大学名誉教授）
石川昌紀（大阪体育大学大学院スポーツ科学研究科教授）
伊藤慎一郎（工学院大学学長）
岡本 敦（東海学園大学スポーツ健康科学部教授）
荻田 太（鹿屋体育大学体育学部教授）
加藤 公（鈴鹿回生病院院長）
河野一郎（筑波大学名誉教授）
塩谷信幸（北里大学名誉教授）
鈴木志保子（神奈川県立保健福祉大学教授）
鈴木康弘（国立スポーツ科学センタースポーツ研究部先任研究員）
田内健二（中京大学スポーツ科学部教授）
武田大輔（東海大学体育学部准教授）
徳山薫平（筑波大学国際統合睡眠医科学研究機構教授）
中井誠一（京都女子大学名誉教授）
西村明展（三重大学大学院医学系研究科講師）
野坂和則（イーディス・コーワン大学教授）
橋本健史（慶應義塾大学スポーツ医学研究センター教授）
林 純一（筑波大学名誉教授，
筑波大学生存ダイナミクス研究センターセンター長）
深代千之（東京大学名誉教授）
福 典之（順天堂大学大学院スポーツ健康科学研究科先任准教授）
藤井宣晴（東京都立大学大学院人間健康科学研究科教授）
古市泰郎（東京都立大学大学院人間健康科学研究科助教）
眞鍋康子（東京都立大学大学院人間健康科学研究科准教授）
室伏重信（中京大学名誉教授）
柳原 大（東京大学大学院総合文化研究科教授）
矢吹省司（福島県立医科大学医学部教授）
山口太一（酪農学園大学農食環境学群教授）
湯浅景元（中京大学名誉教授）
吉岡伸彦（千葉大学国際教養学部教授）
吉田賢右（生命誌研究館顧問）

ニュートン式 超図解 最強に面白い!!
筋肉

2021年7月15日発行　2022年4月15日 第2刷

発行人　高森康雄
編集人　木村直之
発行所　株式会社 ニュートンプレス　〒112-0012 東京都文京区大塚3-11-6
https://www.newtonpress.co.jp/

ISBN978-4-315-52396-6